中国医学临床百家

张力伟 / 著

脑干胶质瘤
张力伟 2020 观点

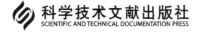

科学技术文献出版社
SCIENTIFIC AND TECHNICAL DOCUMENTATION PRESS

·北京·

图书在版编目（CIP）数据

脑干胶质瘤张力伟2020观点 / 张力伟著. —北京：科学技术文献出版社，2019.10
ISBN 978-7-5189-5981-5

Ⅰ.①脑⋯　Ⅱ.①张⋯　Ⅲ.①脑干—神经胶质瘤—诊疗　Ⅳ.① R730.264

中国版本图书馆 CIP 数据核字（2019）第 187284 号

脑干胶质瘤张力伟2020观点

策划编辑: 帅莎莎　　责任编辑: 帅莎莎　　责任校对: 张吲哚　　责任出版: 张志平

出　版　者	科学技术文献出版社
地　　　址	北京市复兴路15号　邮编　100038
编　务　部	（010）58882938，58882087（传真）
发　行　部	（010）58882868，58882870（传真）
邮　购　部	（010）58882873
官　方　网　址	www.stdp.com.cn
发　行　者	科学技术文献出版社发行　全国各地新华书店经销
印　刷　者	北京虎彩文化传播有限公司
版　　　次	2019 年 10 月第 1 版　2019 年 10 月第 1 次印刷
开　　　本	710×1000　1/16
字　　　数	115千
印　　　张	12.75　彩插18面
书　　　号	ISBN 978-7-5189-5981-5
定　　　价	128.00元

序
Preface

韩启德

欧洲文艺复兴后,以维萨利发表《人体构造》为标志,现代医学不断发展,特别是从19世纪末开始,随着科学技术成果大量应用于医学,现代医学发展日新月异,发生了根本性的变化。

在过去的一个世纪里,我国现代化进程加快,现代医学也急起直追。但由于启程晚,经济社会发展落后,在相当长的时期里,我国的现代医学远远落后于发达国家。记得20世纪50年代,我虽然生活在上海这个最发达的城市里,但是母亲做子宫切除术还要到全市最高级的医院才能完成;我患猩红热继发严重风湿性心包炎，只在最严重昏迷时用过一点青霉素。20世纪60—70年代，我从上海第一医学院毕业后到陕西农村基层工作，在很多时候还只能靠"一根针，一把草"治病。但是改革开放仅仅30多年，我国现代医学的发展水平已经接近发达国家。可以说，世界上所有先进的诊疗方法，中国的医生都能做，有的还做得更好。更为可喜的是，近年来我国医学界开始取得越来越多的原创性成果，在某些点上已经处于世界领先地位。中国医生已经不再盲从发达国家的疾病诊疗指南，而能根据我们自己的经验和发现，根据我国自己的实际情况制定临床标准和规范。我们越来越有自己的东西了。

要把我们"自己的东西"扩展开来，要获得越来越多"自己的东西"，就必须加强学术交流。我们一直非常重视与国外的学术交流，第一时间掌握国外学术动向，越来越多地参与国际学术会议，有了"自己的东西"也总是要在国外著名刊物去发表。但与此同时，我们更需要重视国内的学术交流，第一时间把自己的创新成果和可贵的经验传播给国内同行，不仅为加强学术互动，促进学术发展，更为学术成果的推广和应用，推动我国医学事业发展。

我国医学发展很不平衡，经济发达地区与落后地区之间差别巨大，先进医疗技术往往只有在大城市、大医院才能开展。在这种情况下，更需要采取有效方式，把现代医学的最新进展以及我国自己的研究成果和先进经验广泛传播开去。

基于以上考虑，科学技术文献出版社精心策划出版《中国医学临床百家》丛书。每本书涵盖一种或一类疾病，由该疾病领域领军专家撰写，重点介绍学术发展历史和最新研究进展，并提供具体临床实践指导。临床疾病上千种，丛书拟以每年百种以上规模持续出版，高时效性地整体展示我国临床研究和实践的最高水平，不能不说是一个重大和艰难的任务。

我浏览了丛书中已经完稿的几本书，感觉都写得很好，既全面阐述有关疾病的基本知识及其来龙去脉，又介绍疾病的最新进展，包括笔者本人及其团队的创新性观点和临床经验，学风严谨，内容深入浅出。相信每一本都保持这样质量的书定会受到医学界的欢迎，成为我国又一项成功的优秀出版工程。

《中国医学临床百家》丛书出版工程的启动，是我国现代医学百年进步的标志，也必将对我国临床医学发展起到积极的推动作用。衷心希望《中国医学临床百家》丛书的出版取得圆满成功！

　　是为序。

作者简介
Author introduction

　　张力伟，主任医师，首都医科大学及清华大学神经外科学教授、博士生导师，享受国务院特殊津贴专家，第八届国家卫生计生委突出贡献中青年专家。现任首都医科大学附属北京天坛医院副院长，党委委员。任国家神经系统疾病临床医学研究中心副主任，中国医师协会神经外科医师分会等国内多个行业协会主任委员，世界颅底外科学会（WFSBS）等多个国际行业协会执行委员及委员。作为神经外科全国主委，神经外科领军人物，带领神经外科同仁发展神经外科事业。

　　从事神经外科工作33年，致力于脑干及颅底肿瘤的临床与基础研究，围绕临床诊疗中亟待解决的关键问题，积极开展临床与基础研究。先后主持完成了国家"十二五"科技支撑计划等国家及省部级课题十余项，累计获批科研基金2100余万。在临床与科研岗位上均做出重要贡献：①以国家神经系统疾病临床医学研究中心及科技部"十二五"课题为项目依托，成功搭建国家脑肿瘤登记平台，建设全国性脑肿瘤协同研究网络；带领项目组团队率先建立了国际样本量最大、具备标准化管理使用流程的脑干胶质瘤生物信息资源库；形成了国家级神经系统肿瘤临床和病理资料库；②致力于脑干及颅底复杂肿瘤综合诊疗，率先在国际上阐述了我国人群儿童脑干胶质瘤患者的疾病自然史特征；提出了可用于有效指导临床治疗的脑干胶质瘤影像学新型分型体系；积极开展颅底脑干肿瘤的外科治疗，与国际专家率先改良与创新了多种颅底脑干外科手术入路，集成神经功能保护多模态技术，并率先创新性应用于脑干及颅底复杂肿瘤的综合诊疗，显著改善了患者预后；牵头制定《脑干胶质瘤综合诊疗中国专家共识》《听神经瘤多学科协作诊疗中国专家共识》等；③积极开展脑干胶质瘤基础研究，在国际上率先发现脑干胶质瘤特异性的 *PPM1D* 基因功能获得性突变，提出中国人群脑干胶质瘤分子病理分型理论体系，阐明脑干胶质瘤对放化疗抵抗的新机制，体外实验初步提示 *PPM1D* 可作为治疗新靶点，相关成果发表于国际顶尖学术期刊 *Nature Genetics*，该发现被国际同仁视为 30 余年来该领域的重大突破；创新性的将液体活检技术应用于脑干胶质瘤研究，填补了中枢神经系统肿瘤缺乏特异性肿瘤标志物以及动态监测指标的空白，将为中枢神经系统肿瘤早期诊断，疗效评价以及动态监测带来革命性改变；利用机器学习通过影像基因组学研究建立了关键基因突变的预测模型，实现对关键基因突变的高精度预测，为无法开展基因检测的单位以及无法承担基因检测的个人提供了获取分子病理信息的替代方案。在前期基础上，成功搭建脑干胶质瘤临床前研究模型，为国内外同行在该领域进行更持续深入的研究提供了良好平台。总之，在颅底脑干难治性、复杂性肿瘤临床诊疗与基础研究领域取得了突破性进展，引领了国内外在这一领域的诊疗与基础研究进展。

发表学术论文 200 余篇，其中 SCI 100 余篇，单篇影响因子最高达 35 分，出版专著 7 部，作为项目第二完成人荣获国家科技进步奖二等奖 1 项，作为第一完成人及参与人获得中华医学奖等奖励 8 项，培养博士硕士研究生 30 余人。

前 言

Preface

　　四年前我在写《脑干胶质瘤张力伟 2016 观点》时，希望能够把王忠诚院士在国内外建立的第一个脑干肿瘤的团队 30 多年来对脑干胶质瘤诊治的临床经验有个系统的梳理，对治疗方法和思考有个全面的认识，以便提炼观点更好地为从事脑干胶质瘤临床与基础研究人员提供专业化导向。《脑干胶质瘤张力伟 2016 观点》出版后，在业内确实产生了很好的反响，但是没有想到的是，很多患有脑干胶质瘤的患者和家属竟也购买此书。如此专业性极强的书过去只有从事这个专业的人员去研读翻看，而今天却有更多的患者和家属关注此书，与你一起讨论。他们对疾病了解的程度如此深刻令我们吃惊，这给我们在写 2020 观点时提出新的要求，需要站在专业与科普的角度重新思考。今天时代的变化，要求我们在撰写疾病新观点时，既要考虑专业背景的临床医师和研究人员，也要考虑患者和家属的需求，这的确是一个挑战。

　　四年过去了，现代科学技术的发展和进步实在是太快了，今天很难用学术周期来描述学术的变化，过去三年或者五年的学术周期是指知识更新的周期，今天完全被颠覆了。精准医学等医学模式及多组学的发展和应用，使医学发展进入到快速期。现在对脑干胶质瘤的诊治充分体现了精准医学的内涵，也是对精准医学最好的诠释。过去四年，在脑干胶质瘤的诊治中，特别是基础研究领域发生了明显的变化，我们看到了多组学技术对诊疗的影响；看到了手术技术的变革对患者因手术造成的功能障碍越来越小；看到了多模态影像技术的融合在术前设计、术中的指导意义和价值；看到了脑干功能可塑性历史与现实转化的重要意义；看到了新型诊断技术液体活检在DIPG诊疗中的巨大价值；看到了脑干三个不同节段肿瘤生物学的不同特性及不同的演变规律；看到了脑干胶质瘤在基因水平分类对诊疗和预后的意义；看到了DIPG作为罕见病已经成为全球基础研究的热点；看到了新的治疗方法的出现特别是免疫治疗开始从临床试验到临床应用的转化；看到了中国有了全球第一个关于脑干胶质瘤规范诊疗的专家共识，规范了我们的诊疗行为；看到了在国家脑肿瘤注册登记平台上建立了脑干胶质瘤的专病登记平台，为将来多中心开展广泛的临床研究打下了良好的基础。

脑干胶质瘤目前依然是世界医学难题，依旧还有很多问题并不清楚，为什么同卵双胞胎生长的环境一致，生活的方式一致，一个患有脑干胶质瘤，而另外一个没有问题？为什么儿童DIPG和成人DIPG的生物学特性和预后完全不同？DIPG为什么表现不同生长方向，是什么因子在驱使肿瘤向不同方向生长？脑干内的核团是否形成环路参与脑干胶质瘤的功能改变？儿童 DIPG 的情绪、行为、自主神经功能变化的生物学基础是什么？为什么这些功能变化有时要早于脑干核团和传导束损伤的变化？影响延髓肿瘤呼吸功能的是闩部还是延髓的功能核团？疑核、孤束核、迷走神经背核是否协同参与呼吸功能的变化？这些核团在外科手术中对预后的作用和价值是什么？脑干胶质瘤和正常组织之间是否存在着功能的联系，等等，随着对疾病认识的深入，一些问题搞清楚了，新的问题又出现了，这既是科学研究的特点，也是科学研究的魅力所在。许多问题来自于我们对临床患者的观察，在提出新问题的同时，促使我们不断思考，不断加深对疾病的认识深度和广度。

在《脑干胶质瘤张力伟 2020 观点》出版之际，还要特别感谢科学技术文献出版社。经过几年的工作，我们对《中国医学临床百家》系列丛书的设计初衷有了更加深刻的理解，感谢他们精心设计和策划关于单病种观点一书，构思非常好，它会让读者随着专家一起关注疾病的临床与基础研究的时代变化，看到科技发展对疾病诊疗影响的历史脉络，看到专家对疾病不断认识和思考的过程。感谢我的团队，大家为此付出了心血和青春时光。最后还是要特别感谢我的患者，感谢他们的家属和亲人们，感谢他们为了不让这种疾病的痛苦传递给下一个患者为医学事业做出的牺牲和奉献，以及他们的抉择和勇气。

脑干胶质瘤目前依然是最复杂、最难治疗的疾病之一，依然是中枢神经系统中手术风险最高的肿瘤。它让从事脑干胶质瘤诊治的医生一生都在纠结，虽然今天的脑干外科手术已不再是禁区，脑干内不同部位、不同生长方式的肿瘤在手术方案的选择、手术并发症及围手术期护理方面都有重大突破，但是手术治疗脑干胶质瘤只是治疗方案中的一个环节，更多的治疗无论是化疗、放疗，还是免疫治疗等都需要在基础研究上突破。今天我们在探索着一条非常艰辛的道路，可能需要几代人共同努力，才会看到脑干胶质瘤被中国人征服的时刻。但，我坚信一定会看到光明的未来，一起努力吧，加油！

目 录
Contents

脑干胶质瘤的概述及流行病学

1. 脑干胶质瘤是一组具有高度异质性的恶性肿瘤，目前依旧是世界难题

脑干的解剖学划分为三个部分，从上至下分别称为中脑、脑桥和延髓，因此脑干胶质瘤是起源于中脑、脑桥和延髓的一组胶质瘤的总称。20 世纪 80 年代之前，头颅 CT 检查、磁共振成像（magnetic resonance imaging，MRI）、手术显微镜、神经电生理监测尚未广泛应用，神经外科仍然处于探索阶段，脑干病变手术的死亡率接近 100%，因此脑干被视为"手术禁区"。当时，脑干肿瘤无论起源于什么部位、无论是什么病理类型均被视为恶性肿瘤，不能治疗。

随着科学技术的迅猛发展，各种相关诊断技术在神经外科领域广泛应用，从各个角度不断证明脑干胶质瘤是一组极其复杂、具有高度异质性的疾病。不仅是中脑、脑桥和延髓起源的胶质瘤各自具有鲜明的生物学特点，即使在中脑、脑桥和延髓内部不同

区域的肿瘤之间，在相同区域不同生长方式的肿瘤之间，从各个方面来看（自然病程、手术可切除程度、手术风险、术后并发症、病理性质和预后）都具有显著的差异。除了以上因素之外，年龄也是影响脑干胶质瘤预后的重要因素；比如同为弥散内生型脑桥胶质瘤（diffuse intrinsic pontine glioma, DIPG），成人患者的预后远远好于儿童；即便同为儿童 DIPG，3 岁以下和 10 岁以上患儿的预后也明显好于 5 ～ 10 岁的患儿。

但是，年龄、起源部位、生长方式、影像特点和组织病理类型等因素仍然不足以解释和说明脑干胶质瘤的异质性；上述特点完全相同的两个肿瘤依然可以具有显著预后差异。近年来癌症基因组学的发展进一步揭示了脑干胶质瘤在分子病理层面的异质性，而且相对于组织病理，分子病理能够更加深刻地反应疾病的本质和预后。也正是因为如此，2016 年版《WHO 中枢神经系统肿瘤分类》新增"伴有 *H3K27M* 突变弥散性中线胶质瘤"这一亚型，将最常见的脑干胶质瘤——儿童 DIPG 纳入其中。但是"伴有 *H3K27M* 突变弥散性中线胶质瘤"远远无法涵盖所有脑干胶质瘤，因此《脑干胶质瘤综合诊疗中国专家共识》提出了更加全面的脑干胶质瘤的分子病理分型方案。

然而，分子病理分型的建立并不意味着对脑干胶质瘤异质性认识的完成。基于尸检样本的多点取材研究表明：从组织病理和分子病理层面揭示了脑干胶质瘤存在着显著的瘤内异质性；而单细胞测序技术则可以更加详尽地揭示肿瘤的细胞架构。另外，随着癌症免疫疗法的发展，研究人员开始将目光从肿瘤细胞本身转移到肿瘤的微环境，尤其是免疫微环境。从目前所研究和出版的文献中可以看到，脑干胶质瘤在免疫微环境层面同样具有高度异质性，携带相同基因突变的肿瘤可以具有不同的免疫微环境，因此对免疫治疗可能会产生不同程度的免疫应答反应。

综上所述，脑干胶质瘤是一组极其复杂的、具有高度异质性的疾病。后续的章节会从各个层面详细论述脑干胶质瘤的异质性，以及如何因病制宜地制定个体化的治疗方案。

2. 脑干胶质瘤的流行病学

脑干胶质瘤好发于儿童，约占所有脑干肿瘤的 75%。在 14 岁以下儿童中，占原发性中枢神经系统肿瘤中的 13.3%。随着年龄的增长，这一数字呈现逐渐下降的趋势；在 15 ～ 19 岁的年龄中为 5.3%，而在 15 ～ 39 岁的人群中则降至 2.5%。

儿童脑干胶质瘤的 80% 为 DIPG，发病高峰年龄在 6 ～ 10 岁，预后极差，据国内外的文献报道，儿童脑干胶质瘤中位生存期为 9 ～ 12 个月，2 年生存率＜ 10%，5 年生存率＜ 1%，预后差是儿童因脑肿瘤死亡的主要原因之一。据国外在脑肿瘤注册登记平台结果显示：英国每年新发儿童 DIPG 20 ～ 30 例，美国每年新发儿童 DIPG 100 ～ 150 例。成人中 DIPG 占 40% ～ 50%，患者的中位生存期为 5 ～ 7 年。中国的国家脑肿瘤注册登记平台正在建设和完善中，目前尚无官方统计数字。

3. 脑干胶质瘤的典型临床表现

脑干胶质瘤的典型临床表现包括三主征：共济失调、颅神经麻痹及长束征。共济失调主要表现为站立、行走不稳，肢体协调性差，小脑性语言。颅神经麻痹根据受累的脑干不同的平面和神经核团不同具有不同的表现：①中脑起源的肿瘤通常累及动眼神经、滑车神经及核团造成复视、眼睑下垂、瞳孔散大、眼睛向外下斜等；②脑桥起源的肿瘤累及三叉神经核团出现面部感觉异常、角膜反射减退、咬肌萎缩、咀嚼乏力、张口偏斜；累及外展神经及核团造成同侧眼球外展活动受限，导致复视；累及面神经导致周围性面瘫，表现为同侧额纹消失、鼻唇沟变浅；累及前庭蜗神经表现为头晕、耳鸣、听力下降；③延髓起源的肿瘤多表现为后组颅神经受累，表现为饮水呛咳、声音嘶哑、吞咽困难，颈部僵硬不适；累及舌下神经表现为伸舌困难、舌肌萎缩等。长束征为肿瘤累及皮质脊髓束即锥体束所致，主要表现为肢体肌力下降、肌张力增高、腱反射亢进、病理征阳性等。

4. 关注儿童 DIPG 的非典型临床表现

临床实践中发现，绝大多数儿童 DIPG 患者在出现临床"三主征"之前会出现一些非典型的症状，例如夜间睡眠时，肢体出现发作性的"肌阵挛"样抽搐，家属常形容孩子的肢体有一抖一抖的表现，多梦、呓语（每晚出现的时间相对恒定）、夜间盗汗、梦游、打鼾、性格和情绪的改变（脾气暴躁为主，尤其是在自己的意愿无法马上得到满足的时候）及生长发育停滞等。这些症状或许不是脑干胶质瘤特异性的表现，但是绝大多数脑干肿瘤患儿在详细追问病史时都存在这些平时不引人注意的"亚临床"症状，这些症状值得患儿家属及临床医师关注，以期早期发现病变，避免漏诊。

5. 脑干各节段胶质瘤的概述

（1）中脑胶质瘤

中脑胶质瘤大多数为局灶内生型，从影像学上（主要通过磁共振检查）按起源部位又可以细分为顶盖胶质瘤、被盖胶质瘤和导水管胶质瘤。

顶盖胶质瘤中85%为低级别胶质瘤，15%为高级别胶质瘤。顶盖低级别胶质瘤生长极慢，经脑室腹腔分流或内镜三脑室底造瘘手术后，可以长期保持稳定，无须手术切除肿瘤。如果发生变化肿瘤增大，应该手术治疗。顶盖高级别胶质瘤则发展迅速，病程短，对这类应该采取手术与放疗化疗相结合的综合治疗措施。顶盖区是中脑内相对安全的手术区域，神经功能损伤特别是意识损伤相对较少。

中脑被盖起源的胶质瘤，虽然以低级别胶质瘤多见，但是其生长速度明显比顶盖胶质瘤快，且该部位手术风险也比顶盖胶质瘤大，但随着显微神经外科技术、多模态辅助技术的发展，手术的安全性也得到了显著的提高。

导水管胶质瘤相对较少见，多数为低级别胶质瘤，80% 以脑积水起病，可以做脑积水的手术，如分流手术或三脑室底造瘘术，绝大部分的病情有所缓解，可以观察肿瘤的变化，如果肿瘤变大应该手术切除后，患者预后相对较好。

（2）脑桥起源的胶质瘤

脑桥腹侧起源的胶质瘤多数呈弥散性生长，弥散内生型脑桥胶质瘤（DIPG）是指在磁共振的桥脑轴位上肿瘤的截面积超过桥脑的 50% 以上，DIPG 是所有脑干胶质瘤中最常见的一种类型，占儿童脑干胶质瘤的 80%，以 6 ～ 10 岁的患儿最为多见；占成人脑干胶质瘤的 50% 左右。儿童 DIPG 脑干胶质瘤中预后最差的一种类型，中位生存期 9 ～ 12 个月，生存期超过 2 年者占 10% 左右。成人 DIPG 预后相对较好，中位生存期 5 ～ 7 年。对 DIPG 而言，手术无法起到根除肿瘤的作用。既往认为放疗只能临时缓解症状，无法延长总生存期；我们的随访数据显示，未接受任何治疗的 DIPG 患儿中位生存期仅 3.6 个月，放疗是可以提高生存期的，因此，我们有理由相信此前关于放疗无法延长总长存期的论断是对 DIPG 自然病史缺少认识的结果。其他学者在新近的论述中同样意识到，放疗可以延长儿童 DIPG 患者 3 ～ 6 个月的总生存期。有文献报道儿童 DIPG 患者接受放疗后临床症状缓解率约 70%，影像缓解率（肿瘤缩小）为 30% ～ 70%。但是目前已知的各种化疗方案均未能证实可以改善 DIPG 的预后。儿童 DIPG 因其相对发病率高、预后最差，也是目前脑干胶质瘤领域的研究难点和热点，成人 DIPG 的发病率较低，相关的临床和基础研究较少。

脑桥背侧起源的肿瘤多呈外生性生长，以室管膜瘤、毛细胞型星形细胞瘤较为多见，这类肿瘤手术后预后较好。根据 2007 版《世界卫生组织（WHO）中枢神经系统肿瘤分类》，室管膜瘤目前已经不再属于胶质瘤这一类。局灶内生型的脑桥胶质瘤儿童相对少见，这类肿瘤多为Ⅲ～Ⅳ级高级别胶质瘤，虽然可以手术切除，但是预后比较差，生存期在 1 年左右，但是也有毛细胞型星形细胞瘤、神经节细胞胶质瘤等低级别胶质瘤的报道。

（3）延髓胶质瘤

延髓胶质瘤中最早是由 Hoffman 报道的背侧外生型延髓胶质瘤，起自脑干背侧四脑室底部，穿过室管膜向四脑室内生长。临床表现以脑积水导致的颅高压症状常见，儿童患者也常出现生长发育停滞现象。手术次全切除后，患者也可获得较长的生存期，无须进行常规术后放疗，残余肿瘤多保持稳定，如果再生长时亦可再次手术。延髓背侧外生型肿瘤的病理类型包括毛细胞星形细胞瘤、纤维星形细胞瘤、神经节细胞胶质瘤及室管膜瘤等。一般手术治疗后预后较好。

（4）延颈交界处起源的肿瘤

延颈交界区肿瘤是脑干胶质瘤中另一种比较独特的类型，这类肿瘤具有类似脊髓低级别胶质瘤的特点，手术加上后续放化疗治疗后预后较好。

参考文献

1. Ostrom QT, Gittleman H, Truitt G, et al.CBTRUS Statistical Report: Primary Brain and Other Central Nervous System Tumors Diagnosed in the United States in 2011-2015.Neuro Oncol, 2018, 20 (suppl_4): iv1-iv86.

2. Frazier JL, Lee J, Thomale UW, et al.Treatment of diffuse intrinsic brainstem gliomas: failed approaches and future strategies.J Neurosurg Pediatr, 2009, 3 (4): 259-269.

3. Walker DA, Punt JA, Sokal M.Clinical management of brain stem glioma.Arch Dis Child, 1999, 80 (6): 558-564.

4. 王忠诚, 张俊廷, 刘阿力.311 例脑干胶质瘤的临床特征与手术治疗.中国医学科学院学报, 2005, 27 (1): 7-12.

5. 李德志, 阴鲁鑫, 郝淑煜, 等.134 例脑干胶质瘤的临床特征及预后分析.中华神经外科杂志, 2009, 25 (10): 867-870.

6. Zhang L, Pan C-c, Li D.The historical change of brainstem glioma diagnosis and treatment: from imaging to molecular pathology and then molecular imaging. Chinese Neurosurgical Journal, 2015, 1: 1.

7. Ingraham FD, Maston DD.Neurosurgery of Infancy and Childhood.Elsevier, 1969.

8. Epstein F.A staging system for brain stem gliomas.Cancer, 1985, 56 (7 Suppl): 1804-1806.

9. Wang C，Zhang J，Liu A，et al.Surgical treatment of primary midbrain gliomas. Surg Neurol，2000，53（1）：41-51.

10. Dağlioğlu E，Cataltepe O，Akalan N. Tectal gliomas in children：the implications for natural history and management strategy.Pediatr Neurosurg，2003，38（5）：223-231.

11. Yeh DD，Warnick RE，Ernst RJ.Management strategy for adult patients with dorsal midbrain gliomas.Neurosurgery，2002，50（4）：735-738; discussion 738-740.

12. El Beltagy MA，Atteya MM，El-Haddad A，et al.Surgical and clinical aspects of cerebellar pilomyxoid-spectrum astrocytomas in children.Childs Nerv Syst，2014，30（6）：1045-1053.

13. Hoffman HJ，Becker L，Craven MA.A clinically and pathologically distinct group of benign brain stem gliomas.Neurosurgery，1980，7（3）：243-248.

14. Epstein F，McCleary EL.Intrinsic brain-stem tumors of childhood：surgical indications.J Neurosurg，1986，64（1）：11-15.

15. Leach PA，Estlin EJ，Coope DJ，et al.Diffuse brainstem gliomas in children：should we or shouldn't we biopsy?Br J Neurosurg，2008，22（5）：619-624.

16. Johung TB，Monje M.Diffuse Intrinsic Pontine Glioma：New Pathophysiological Insights and Emerging Therapeutic Targets.Curr Neuropharmacol，2017，15（1）：88-97.

（张力伟 泮长存 王 宇 整理）

脑干胶质瘤影像学发展的回顾与展望

6. 脑干胶质瘤影像分类的发展过程及手术指征的建立

1971 年 CT 开始应用于临床，1987 年 Stroink 等人结合脑干胶质瘤的 CT 表现和手术所见，把脑干肿瘤分为四种类型，分别是：① I 型：背侧外生型肿瘤（dorsal exophyticgliomas），等密度，明显强化；② II 型：弥散内生型肿瘤（diffuse intrinsic brainstem tumors），又分为 II 型低密度、不强化型和 II 型高密度、强化伴有外凸性成分型；③ III 型：局灶内生型囊性肿瘤（focal intrinsic cystic tumor），囊壁强化；④ IV 型：局灶内生型实性肿瘤（focal intrinsic solid tumors），等密度，明显强化。虽然这个分型不能涵盖脑干胶质瘤的全部影像学表现，但是它能够在一定程度上预判手术指征的选择和术后效果评估和患者的预后。初步具备了进行脑干胶质瘤影像分型需要的基本依据，即生长方式和肿瘤影像学特点。生长方式首先分为外生型和内生型，内生型又可以分为弥散型和局限型两种。肿瘤的影像特点在 CT 上表现为密度变化、是否强化和是否囊变等。

1985 年 Epstein 结合脑干胶质瘤的 MRI 表现及术中所见提出了基于生长方式的分型框架，该分型基于脑干胶质瘤生长方式分为内生型、外生型和播散型，其中内生型又分为弥散型、局灶型和延颈髓型；外生型根据外凸部分生长方向分为脑桥小脑角（CPA）型、桥臂型和凸入四脑室型的 3 种亚型。Epstein 的分类侧重生长方式，其假设是不同病理类型的肿瘤有不同的生长方式，不同的生长方式决定了是否可以选择手术治疗。所以，在他的分类中延颈髓型脑干胶质瘤所代表的并不仅仅是部位，更多的是一种生长方式，肿瘤从高位颈髓向上生长，由于性质偏良性，生长过程中受到锥体交叉、丘系交叉以及软膜的限制，改变生长方向凸向延髓闩部，并突破闩部进入四脑室，所以其预后更类似于脊髓髓内的低级别肿瘤，手术效果良好。而背侧外生型肿瘤在 Epstein 的分类中则是延髓内局灶型生长的肿瘤，同样由于肿瘤性质偏良性，受到周围纤维束的限制而改变生长方向，穿过室管膜向四脑室生长，这类肿瘤同样预后良好，手术后甚至可以获得治愈。这种低级别肿瘤生长受到周围正常结构限制的说法并不是单纯的猜想，Scherer 的研究曾证实了这一点。

1990 年 Barkovich 首次将肿瘤起源部位引入分型框架中，整合已有的分型，提出了新的分型标准，依据包括生长方式（内生/外生、弥散/局限）、肿瘤起源部位（中脑、脑桥、延髓）和肿瘤自身特点（脑干肿胀的程度、肿瘤出血或坏死、有无脑积水）三大方面。由于脑干胶质瘤是一个复杂的疾病，影像表现多种多样，所以这个分型只是提供了分类依据，而没有真正反映出脑干不同节段肿瘤的生物学特性。

但是，总的来说判断一个脑干胶质瘤是否适合手术主要有两个参考点：第一，肿瘤属于外生型还是内生型，外生型肿瘤基本都可以手术切除；第二，内生型肿瘤是局限型还是弥散型生长，局限型大多可以手术，而弥散型生长的肿瘤多数难以单靠手术改善预后，在神经外科现有的技术条件下，对弥散内生型的患者手术安全性可以保证，然而手术治疗的主要目的是明确病理诊断、减少肿瘤负荷；不具备外科手术减瘤可能性的病例应直接建议立体定向穿刺活检。

肿瘤部位主要用来进行手术安全性的评估。从宏观上评价脑干各个节段病变对生命安全的影响，以脑桥部位手术相对安全，中脑其次，延髓最危险。但是从微观层面上分析，中脑、脑桥、延髓又各有其相应的相对安全区域。中脑顶盖部手术最安全，其次是导水管，最后是被盖区域。脑桥侧方入路相对安全，腹侧容易损伤皮质脊髓束，背侧经第四脑室底入路容易造成永久性的颅神经核团损伤，比如面神经核团和外展神经损伤造成面具脸、眼球内斜视等。延髓肿瘤手术风险性最高，其中最危险的区域是迷走神经三角、舌下神经三角以及延髓闩部，这些区域的损伤容易导致呼吸、吞咽功能异常；其次是延髓锥体，损伤后容易导致患者偏瘫或四肢瘫痪。

7. 脑干胶质瘤 MRI 上"强化"不等于"高级别"

一般而言，MRI 增强扫描显示肿瘤有强化，表示肿瘤的恶性程度比较高，至少是 WHO Ⅲ 级的间变性星形细胞瘤、间变性少枝细胞瘤或间变性少枝星形细胞瘤，甚至是 WHO Ⅳ 级的胶质母细胞瘤。但是对于肿瘤强化的临床意义要具体情况具体分析。"强化"是指磁共振对比增加剂，注入到病人的血管中通过血脑屏障到达病变的部位，在影像中表现为明显的影像，以区别注入增强剂病变没有变化的影像。胶质瘤的强化方式可谓千姿百态。

胶质母细胞瘤生长迅速，肿瘤细胞可以自分泌血管生长因子诱导新生血管形成，但是肿瘤诱导形成的新生血管其管壁并不完整、通透性高，因此 MRI 增强扫描显示胶质母细胞瘤具有明显的强化，同时血管内的组织液从异常新生血管外渗导致肿瘤周边存在明显的水肿区域。除此之外，由于胶质母细胞瘤的血液供应无法满足肿瘤细胞生长的需要，肿瘤中心区域因为缺氧而坏死，所以胶质母细胞瘤的强化多为不规则、厚壁的环形强化，中心为坏死区域，强化周边伴有大量的水肿。间变性胶质瘤可以强化，也可以不强化，强化的肿瘤多表现为散在的点状、片状、云絮状或团块状强化，强化程度多不如胶质母细胞瘤明显，肿瘤内部无坏死区域，周边也缺乏明显的水肿。不强化的间变性胶质瘤在

MRI 影像上通常难以与低级别肿瘤鉴别，因此影像学诊断容易低估这部分肿瘤的病理级别，从而导致延误治疗时机。因此，开发新的成像或图像分析技术以准确地区别不强化的 WHO Ⅲ 级的间变性胶质瘤和 WHO Ⅱ 级的低级别肿瘤，具有重要的临床价值。

除了高级别胶质瘤外，WHO Ⅰ 级胶质瘤如毛细胞星形细胞瘤同样可以表现出明显的强化。但是毛细胞星形细胞瘤的强化机制与脑膜瘤极为相似，这是因为肿瘤内部血管丰富，而不是因为血管壁不完整、血脑屏障通透性增加所致，所以毛细胞星形细胞瘤在强化的同时并不伴有明显的瘤周水肿。由于毛细胞星形细胞瘤是 MAPK/ERK 单一传导通路异常激活导致的肿瘤，该通路可以同时诱导细胞瘤变和衰老，因此毛细胞星形细胞瘤生长极其缓慢。这种细胞衰老是一种有序的退变，可以推测细胞衰老的最终结果是导致肿瘤内部形成大量的囊变。从临床实践中观察到，绝大多数毛细胞星形细胞瘤均伴有囊变，囊的形态多数杂乱、不规则，但是囊壁薄，囊壁和周边组织边界清楚。部分毛细胞星形细胞瘤就诊时可以无囊变。

除了胶质瘤外，室管膜瘤大多数也强化，强化呈不规则多环样，典型者呈"肥皂泡样"强化，除强化方式外，室管膜瘤还有许多其他特点可供鉴别诊断。

神经节细胞胶质瘤是延髓背侧较为常见的肿瘤之一，该肿瘤既可以表现为强化，也可以表现为不强化。神经节细胞胶质瘤的强化程度比较明显，多呈团块状或云絮状，也可以表现为整个肿瘤均匀一致的显著强化。

除了脑干起源的肿瘤，脑干转移癌也可以表现出极为明显的强化及显著的瘤周水肿，有时和胶质母细胞瘤难以鉴别。

综上所述，脑干胶质瘤不同于大脑半球胶质瘤，在 MRI 增强扫描上出现强化，并不意味着肿瘤一定是高级别的，部分低级别肿瘤也可以出现明显的强化，需要具体情况具体分析。

8. 传统磁共振成像技术面临的挑战

（1）传统磁共振成像技术无法显示脑干内的纤维束结构：运动功能的丧失会严重降低患者的生活质量，因此，保护患者的运动功能在脑干肿瘤手术中至关重要。运动功能相关的身体表现包括四肢肌肉的力量和肌肉的协调能力。皮质脊髓束损伤会导致肢体的肌力下降、肌张力增高和腱反射亢进。内侧丘系、脊髓小脑束以及桥臂纤维损伤会影响肌肉的协调能力。因此，要保留高水平的运动功能，就要尽量避免对皮质脊髓束、内侧丘系、脊髓小脑束和桥臂纤维的损伤。传统的 T_1、T_2 加权成像技术无法显示脑干内部的纤维束结构，因此，在之前很长的一段时间内神经外科医师只能根据临床经验预测肿瘤和纤维束的位置关系。这种基于个人临床经验的手术面临两大难题：第一，为避免伤及纤维束，手术中相对保守，没有达到最大安全程度的切除；第二，术前对肿瘤和纤维束的位置关系预判失误，手术造成新的或加重现有的运动功能障碍。近年来磁共振弥散张量成像（diffusion tensor imaging，DTI）技术在一定程度上解决了这一难题。

（2）传统磁共振成像技术无法显示脑干内部的核团：脑干内部除了大量的纤维束之外，还密布着大量的神经核团，主要包括十二对脑神经核团和存在于网状结构中的大量非脑神经核团。核团之间存在密切的联系，多数非脑神经核团的功能仍未研究清楚。其中管理呼吸运动及心血管活动的核团对维持患者最基本的生命活动至关重要。呼吸功能障碍从重到轻包括：丧失自主呼吸需要呼吸机辅助呼吸、丧失咳嗽反射需要的气管切开、夜间呼吸睡眠暂停综合征（或许是某些延髓肿瘤术后患者猝死的原因）。心血管活动的异常主要表现为体位性的低血压，导致患者只能长期卧床。目前由于手术中无法通过电生理监测手段来探测呼吸中枢的位置，所以通过影像技术的发展首先从结构上探明与呼吸相关的核团分布及和肿瘤的关系在临床上具有重要的价值。当然由于核团体积小，脑干随呼吸、心跳持续搏动及脑脊液干扰等因素的存在，目前 3.0T 磁共振扫描很难单纯通过成像序列的优化实现核团成像。此前，我们与清华大学医学影像研究中心合作，在这方面已经做了很多尝试（图 1）。但是低场强 MRI 的成像能力有限，对于体积较小的核团无法显示；某些较大核团（如下橄榄核）的图像只能在正常脑干中采集到，在肿瘤患者的脑干中很难采集到。首都医科大学附属北京天坛医院（新院）将安装 7.0T MRI，相信未来在这个平台上，脑干核团成像会有进一步的发展。

（3）传统磁共振成像技术无法精确描绘肿瘤边界：可以把神经导航比作神经外科手术中的 GPS 定位系统，导航所采用的"地图"一般是传统的 T_1、T_2、Flair 加权像或者 T_1 增强加权像。但是这些序列难以准确描绘肿瘤的边界，尤其是对于弥散性、内部信号不均一的内生型脑干胶质瘤。一定程度上降低了导航的精确性，由于脑干体积小、内部结构精细而密集，所以这种毫厘之差有时会造成非常严重的术后并发症。解决这一问题需要研发新的成像技术和图像分析技术。

（4）传统磁共振成像技术无法准确区分放射性坏死和肿瘤复发或进展：放疗是脑干胶质瘤的主要治疗手段之一，尤其是对于 DIPG 患者而言。DIPG 确诊时影像学通常表现无强化，放疗期

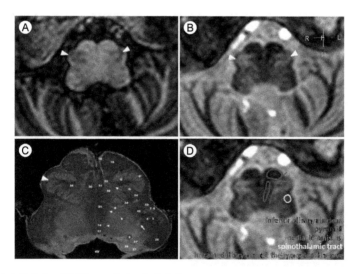

A、B 中白色箭头为下橄榄核；C 为脑干标本体外 11.4T 磁共振扫描得到的图谱；D 中绿色：皮质脊髓束，蓝色：内侧丘系，红色：下橄榄核，粉色：舌下神经，黄色：小脑下脚。

图 1　使用翻转恢复技术在 3T 上得到的神经核团信息（彩图见彩插 1）

间肿瘤可以出现水肿、增强、坏死等影像学表现，患者同时会出现临床症状的进展。在这种情况下传统 MRI 技术很难区分影像学的改变和临床症状的进展是肿瘤的放射性反应还是肿瘤复发或进展造成的。利用单光子发射计算机断层成像术（single-photon emission compnterized tomography，SPECT）、正电子发射断层成像技术（Positron emission tomography，PET）、磁共振波谱分析技术（magnetic resonance spectroscopy，MRS）等综合分析可以提供一定的帮助。

参考文献

1. Stroink AR，Hoffman HJ，Hendrick EB，et al.Diagnosis and management of pediatric brain-stem gliomas.J Neurosurg，1986，65（6）：745-750.

2. Epstein F.A staging system for brain stem gliomas.Cancer，1985，56（7 Suppl）：1804-1806.

3. Epstein FJ，Farmer JP.Brain-stem glioma growth patterns.J Neurosurg，1993，78（3）：408-412.

4. Scherer HJ.Structural development in gliomas.American Journal of Cancer，1938，34（3）：333-351.

5. Barkovich AJ，Krischer J，Kun LE，et al.Brain stem gliomas：a classification system based on magnetic resonance imaging.Pediatr Neurosurg，1990-1991，16（2）：73-83.

6. Wang C，Zhang J，Liu A，et al.Surgical treatment of primary midbrain gliomas.

Surg Neurol，2000，53（1）：41-51.

7. 王忠诚，张俊廷，刘阿力.311例脑干胶质瘤的临床特征与手术治疗.中国医学科学院学报，2005，27（1）：7-12.

8. 李德志，阴鲁鑫，郝淑煜，等.134例脑干胶质瘤的临床特征及预后分析.中华神经外科杂志，2009，25（10）：867-870.

9. 张力伟，王忠诚.脑干胶质瘤的手术治疗.中华神经外科杂志，2009，25（10）：865-866.

10. Bricolo A.Surgical management of intrinsic brain stem gliomas. Operative Techniques in Neurosurgery，2000，3：137-154.

11. Yagmurlu K，Rhoton AL Jr，Tanriover N，et al.Three-dimensional microsurgical anatomy and the safe entry zones of the brainstem.Neurosurgery，2014，10 Suppl 4：602-619；discussion 619-620.

12. Das S，Marsden PA.Angiogenesis in glioblastoma.N Engl J Med，2013，369（16）：1561-1563.

13. Brandsma D，Stalpers L，Taal W，et al.Clinical features，mechanisms，and management of pseudoprogression in malignant gliomas.Lancet Oncol，2008，9（5）：453-461.

14. Mori S，Zhang J.Principles of diffusion tensor imaging and its applications to basic neuroscience research.Neuron，2006，51（5）：527-539.

15. Royo A，Utrilla C，Carceller F.Surgical management of brainstem-expanding lesions：the role of neuroimaging.Semin Ultrasound CT MR，2013，34（2）：153-173.

16. Miyake K, Okada M, Kawai N, et al. Usefulness of met-pet, flt-pet, and fmiso-pet for surgical treatment of gliomas. Neuro-Oncology, 2010, 12: 2.

17. Roessler K, Gatterbauer B, Becherer A, et al.Surgical target selection in cerebral glioma surgery: linking methionine (MET) PET image fusion and neuronavigation.Minim Invasive Neurosurg, 2007, 50 (5): 273-280.

18. Sclocco R, Beissner F, Bianciardi M, et al.Challenges and opportunities for brainstem neuroimaging with ultrahigh field MRI.Neuroimage, 2018, 168: 412-426.

（张力伟　泮长存　整理）

多模态技术辅助下的脑干胶质瘤外科治疗

9. 多模态影像融合技术是脑干胶质瘤手术治疗的核心

多模态技术又可称为多模态影像技术或多模态影像融合技术。由于成像原理和设备不同，临床上的影像技术通常可以分为描述形态的解剖成像和描述人体功能或代谢的功能成像。解剖成像包括 X 线、CT、MRI、超声成像、数字减影血管造影术（digital subtrodtion angiography，DSA）等。而功能成像则包括 SPECT、PET、功能磁共振成像（functional magnetic resonance imaging，fMRI）、DTI、MRS 分析、灌注加权成像（perfusion-weighted lmaging，PWI）等。不同模态的医学影像学诊断技术可以从各个方面提供不同的信息。利用计算机软件将这些影像信息进行融合，形成一种全新的信息影像，以获得研究对象的一致性描述，即为多模态影像融合技术。影像融合不是简单的叠加，它产生的是新的蕴含更多有价值信息的影像，即达到"1+1>2"，甚至是远大于2。多模态影像技术可以更全面地了解病变组织或器官的信息，做出更加精准的诊断或制定更加合理的治疗方案，并且可用于指导手术中实时的指导。

10. 常见的多模态影像技术

（1）磁共振波谱分析

MRS 可以无创性地检测活体组织内的化学物质，在脑干胶质瘤的鉴别诊断、预后判断以及动态监测方面有一定的价值。MRS 最常检测的物质包括 N- 乙酰门冬氨酸（N-acetyl-aspartate，NAA）、肌酸（creatine，Cr）、胆碱（Choline，CHo）和乳酸（lactate，Lac）等。MRS 可以用来鉴别炎性假瘤、脱髓鞘等非肿瘤性疾病与脑干胶质瘤，其物质基础在于增生性疾病（炎性假瘤和脱髓鞘改变）与非增生性疾病（肿瘤）的代谢产物存在差异，因此，可从代谢角度协助脑干胶质瘤的诊断。预后方面，Cho 或 NAA 比值较高预示 DIPG 患者的预后较差；在 23 个 DIPG 患者的预后研究中发现，年龄＜ 20 岁和 MRS 发现乳酸峰提示预后不良。

动态监测肿瘤在治疗过程中的变化对于评价治疗效果、调整治疗方案及改善预后而言具有极其重要的意义。目前脑干胶质瘤的动态监测主要依赖 MRI。传统 MRI 序列多数只能提供形态学信息，在鉴别放射性坏死和假性进展，瘤周水肿和肿瘤的浸润等方面具有一定的局限性。脑干作为生命中枢反复进行手术或立体定向穿刺活检获取肿瘤组织进行分析也无法实现。MRS 可以为这种困境提供一种有效的解决手段。例如 *IDH1/IDH2* 突变导致肿瘤细胞内致癌代谢产物 2- 羟基戊二酸（2-hydroxyglutarate，2-HG）水平升高，研究发现 2-HG 的水平可以作为诊断、判断预后及监测肿瘤对治疗方案反应的分子标志物。MRS 技术可以动态、无创、定量地监测肿瘤组织中 2-HG 的含量，从而实现对肿瘤治疗过程的监测。我们在研究中发现成人脑干胶质瘤中存在 *IDH1/ IDH 2* 突变，因此可以用 MRS 技术动态监测这部分患者的治疗反应。随着脑干胶质瘤基因组学、表观遗传学和代谢组学研究的不断深入，各种分子标志物会不断涌现，开发针对分子标志物的 MRS 序列是未来研究的一个方向。

但是对于脑干胶质瘤患者而言获取准确的 MRS 图像要比幕上胶质瘤更难。主要的技术难点在于：①脑干位于颅底，被脑脊液包饶，周围有口咽、鼻旁窦、乳突气房，骨质、水分、空气等造成颅底磁场不均匀，从而影响 MRS 数据的采集；②脑干体积小而且随着呼吸和脑脊液的搏动而运动，运动伪影会严重影响 MRS 数据的准确性。基于以上技术难点，有人认为进行单体素 MRS 成像比多体素更加准确，但是单体素成像无法判断肿瘤内部的异性。对于体积较大的肿瘤，如 DIPG，可以考虑同时进行单体素成像和多体素成像。多体素 MRS 成像可以用来指导立体定向活检穿刺部位的选择。

（2）弥散张量成像技术

磁共振中的弥散成像技术是目前活体测量水分子弥散运动的唯一影像手段。DTI 是一种利用水分子弥散运动的各向异性进行成像的磁共振技术。大脑的白质纤维成分主要是由神经元的轴突构成的，轴突内水分子的弥散运动在垂直于轴突的方向受到明显限制，而在平行于轴突的方向阻力小、弥散快。因此，DTI 技术可以借助水分子弥散运动的各向异性间接地反映脑白质内纤维束的结构。弥散张量纤维束成像（diffusion tensor tractography，DTT）是基于 DTI 成像的纤维束追踪技术，可以对成束的白质纤维进行追踪重建，图 2 为利用 DTT 重建得到的脑干白质纤维束的活体影像图。在脑干胶质瘤中，应用 DTI/DTT 能够很好地分辨肿瘤与神经传导束之间的关系以及传导束受到肿瘤推挤破

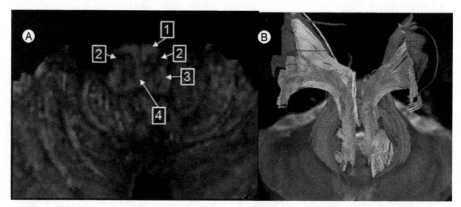

A：延髓横截面 DTI 原始图像 1：皮质脊髓束，2：下橄榄核，3：小脑下脚，4：内侧丘系；B：纤维束重建图像：蓝色：皮质脊髓束，粉色：内侧丘系，橙色：小脑上脚，红色：小脑中脚，绿色：小脑下脚。

图 2　高分辨率 DTI 成像提供的更精细的纤维束和结构信息（彩图见彩插 2）

坏等情况，从而有助于选择合适的手术入路。另外有研究发现 DTI/DTT 还能用于监测术中及术后传导术的重塑情况，从而评估预后。

（3）皮质脊髓束和肿瘤的四种位置关系

与运动功能相关的纤维束包括：皮质脊髓束、内侧丘系、小脑下脚、小脑上脚和小脑中脚。其中皮质脊髓束走行在脑干的腹侧，内侧丘系、小脑下脚和小脑上脚走行在脑干的背侧，小脑中脚即桥臂纤维走行在脑桥的两侧。DTI 成像显示走行在背侧的内侧丘系、小脑下脚和小脑上脚极少从肿瘤中穿行，绝大多数情况下都是被肿瘤向后推挤。小脑中脚最常受到累及，与之相对应患者最常见的临床症状是共济失调。皮质脊髓束是手术中最需要保护的纤维束。根据纤维束的位置、方向和各向异性分数（FA）值的变化，肿瘤与皮质脊髓束的关系大体可以分为四型。第一种是皮质脊髓仅仅受到肿瘤的推移，位置发生改变，方向和 FA 值基本正常（图 3）；第二种是皮质脊髓束穿过肿瘤，其位置和方向基本正常，只有 FA 值的降低（图 4）；第三种类型是皮质脊髓束同时受到肿瘤的推挤和破坏，其位置、方向和 FA 值均不正常（图 5）；第四种类型是皮质脊髓束的完整性缺失，水分子的弥散接近各向同性（图 6）。第一种类型的患者通常主观乏力感比较明显，但是查体时肌力一般都在 IV ～ V 级，手术后肿瘤对皮质脊髓束的推挤和压迫得到解除，肌力可能会有一定的改善。第二种类型的患者多数是真正意义上的 DIPG，运动功能障碍的严重程度和肿瘤的病理类型密切相关，病理级别越高功能障碍越严重，皮质脊髓束的 FA 值越低。这种类型的患者能否进行手术，还要分析皮质脊髓束在肿瘤的具体位置，肿瘤体积较大。皮质脊髓束呈偏心分布时，一般可以进行手术，最大程度地切除肿瘤的同时保护皮质脊髓束。第三种类型的患者一般肿瘤级别比较高，皮质脊髓束不但受到推挤还受到了明显的破坏，患者有明显的运动功能障碍，神经系统查体时肌力在Ⅲ级，甚至Ⅲ级以下，病理征通

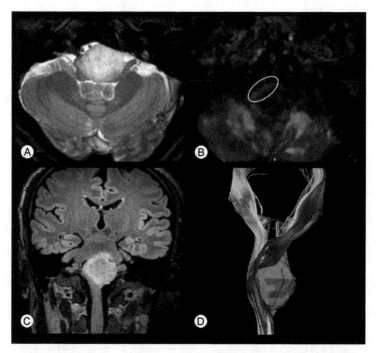

A：轴位 T$_2$ 像显示延髓肿瘤；B：冠状位 T$_2$Flair 像显示肿瘤呈球形，延髓明显膨胀；C：DEC 图，白色圆圈内清楚地显示出双侧的皮质脊髓束；D：DTI 纤维束重建结果（前后位），红色为肿瘤，蓝色为左侧的皮质脊髓束，绿色为右侧的皮质脊髓束，由于肿瘤的推挤同侧皮质脊髓束明显向对侧移位。该患者有明显的四肢乏力感，查体显示右侧肢体肌力Ⅳ级，左侧肢体肌力Ⅴ级。

图 3　皮质脊髓束和肿瘤的第一种关系：皮质脊髓束受到肿瘤的单纯推挤，
没有被破坏（彩图见彩插 3）

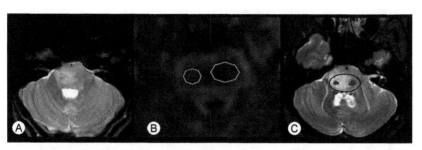

A：平扫轴位 T$_2$ 加权像，显示这个脑桥横断面弥散性信号异常，右侧重左侧轻，脑干没有明显的肿胀变形；B：DEC 图显示脑桥无明显膨胀，皮质脊髓束位置未发生明显变化（黄色圆圈内），FA 值明显降低；C：T$_2$ 与重建纤维束的融合像，显示皮质脊髓束在肿瘤内的位置（红色圆圈内）。该患者有明显的四肢乏力感，伴有轻度走路不稳，神经系统查体显示双侧肌力Ⅴ级。我们认为这种生长类型的肿瘤才是真正意义上的 DIPG，具体到该患者由于脑干并没有明显肿胀，脑干内结构没有被明显的推移，所以不建议手术。

图 4　皮质脊髓束和肿瘤的第二种关系：皮质脊髓束从肿瘤中间穿过（彩图见彩插 4）

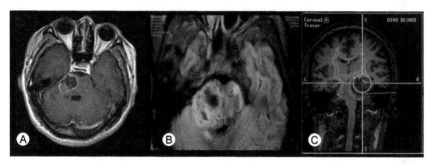

A：轴位 T$_1$ 增强像显示右侧脑桥内一环形强化病变；B：DEC 和 T$_1$Flair 重合图像上显示重建的纤维束，见肿瘤将皮质脊髓束推向内侧，部分皮质脊髓束受到肿瘤破坏，从而无法重建出来；C：术中镜下导航显示肿瘤和皮质脊髓束的位置关系。患者就诊时丧失自主行走能力，左侧肌力Ⅲ级，右侧肌力Ⅳ级。左侧肌张力高，腱反射亢进，病理征阳性。

图 5　皮质脊髓束和肿瘤的第三种关系：肿瘤推挤同时破坏皮质脊髓束（彩图见彩插 5）

常阳性。这部分患者通常可以手术，手术切除级别较高的这部分肿瘤后，患者的运动功能可能会有一定程度的缓解。第四种类型的患者需要特别指出的是纤维束重建时皮质脊髓束中断，并不一定意味着皮质脊髓束已经被肿瘤完全破坏，要结合神经系统查体

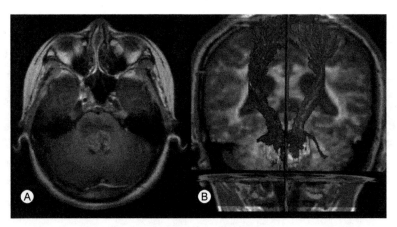

A：轴位 T_1 增强扫描，显示脑桥内的肿瘤，部分强化，腹侧水肿较明显；B：DTI 重建结果（前后位）显示纤维束在肿瘤前方中断。然而神经系统查体显示患者左侧肌力Ⅳ级，右侧肌力Ⅴ级，提出重建结果为假阴性。

图6 皮质脊髓束和肿瘤的第四种关系：进行纤维束重建时
显示皮质脊髓束中断（彩图见彩插6）

进行综合判断。肿瘤体积巨大，肿瘤内部出血、进行 DTI 成像时患者发生了头部运动等都有可能造成重建时皮质脊髓束的重建失败，此时 DEC 图（direction encoded color map）、FA 值比重建结果更加可信。所以，对这种类型要结合神经系统查体进行具体分析。

（5）PET

PET 显像可以全面反映肿瘤组织的代谢功能状态，尤其对常规影像学难以确定恶性程度和范围的胶质瘤优势明显。最经典的 PET 示踪剂是氟代脱氧葡萄糖（^{18}F-FDG），反映的是肿瘤细胞内葡萄糖的代谢状态。^{11}C- 蛋氨酸（^{11}C-MET）是最常用的氨基酸类肿瘤显像剂，其在肿瘤中的摄取增加主要反映了氨基酸转运活性的增加，同时也间接反映了蛋白质合成的增加。PET可以辅助鉴别诊断、指导立体定向穿刺活检靶点的选择以及判断预后。

① PET用于鉴别诊断：一项包括37例儿童原发脑肿瘤患者的 ^{18}F-FDG 和 MRS 对比性研究显示，肿瘤内代谢活跃的部分可以通过这两种分子显像平台更好地显示出来，也发现了肿瘤内代谢层面的异质性，但基于体素（voxel）的详细对比发现代谢最活跃的区域并不完全一致。因此，不同代谢特点与肿瘤恶性程度之间精准匹配的研究是未来技术发展的方向之一。

② PET指导立体定向穿刺活检：在脑干胶质瘤治疗发展过程中，立体定向活检术曾饱受争议，但与新型分子影像技术的结合，或许能使立体定向活检术在判断肿瘤活性部位、获得准确的组织病理方面焕发新的活力。近10年来，有学者将放射性标记的 ^{18}F-FDG、^{11}C-MET PET 整合以 MRI 为基础的立体定向活检计划系统，将活检针指向儿童弥散内生型脑干胶质瘤的高代谢区域，指导活检靶点的选择。20例患者的研究证实，这种整合提高了立体定向活检的诊断效率，并且一个穿刺针道和兴趣点即可解决。尤其是在8例既通过PET热点区域设计针道、又通过PET热点区域以外的MRI异常区域设计针道的患者中，前者得到的组织病理恶性级别与后者相同或比后者更高，而MRI指导的活检存在肿瘤病理性质不准确的情况，不能代表肿瘤的恶性程度。该研究还发现了PET摄取的高低并不与MRI增强程度呈正相关。进一步的PET数据是否可作为肿瘤治疗的一个预测指标

仍需要后续同质性较好且样本量较大、随访的完整临床数据加以研究和验证。

③ PET 判断预后：一项包括 40 例儿童 DIPG 的研究队列发现，^{18}F-FDG 摄取范围超过肿瘤范围 50% 以上的与范围不足 50% 的相比，预后更差，而预后与 ^{18}F-FDG 摄取是否阳性无关。^{18}F-FDG 和 ^{11}C-MET PET 与预后的价值在其他研究中也表现出并不一定与预后有明显的相关特性。

④ PET 的局限性：值得特别注意的是无论是 ^{18}F-FDG 还是 ^{11}C-MET 高摄取，均无法排除毛细胞型星形细胞瘤的可能。磁共振影像表明毛细胞星形细胞瘤表现为多样性。对于毛细胞型性细胞瘤患者，误将 PET 上的高代谢理解为肿瘤复发或进展将导致不必要的过度治疗也时有发生，未来需要更多的影像学和临床及病理研究，进行综合判定。

（4）神经导航

神经导航的主要目的是制定更精确的手术计划，包括更小的手术切口及更短和更安全的手术路径，并在术中对病变位置进行精确定位。自 20 世纪 90 年代神经导航系统初步应用以来，经过 20 多年的发展，神经导航系统在技术和精准度等各个方面均得到了进一步的改进和完善，影像学资料越来越精细、准确，神经导航技术也从最早的单纯解剖导航发展成为功能神经导航，通过影像融合技术，将脑功能影像数据与 CT、MRI 解剖成像等融合在一起并进行三维重建，从而直观地定位病变与白质传导束之间的空间关系，在术前帮助手术医师制定手术计划和治疗方案。另外，通过先进的注册配准技术，将影像坐标系统与手术视野内的位置动态链接起来，可以提供术中实时持续定位。神经导航系统还可与手术显微镜整合在一起，实现显微镜下导航，使术者能够在显微镜下直观地看到导航的指示，进行精准外科治疗。

（5）术中影像

术中影像可以用于对病变的定位，导航精度的修订及切除程度进行评估。常见的术中影像技术包括术中 MR 及术中 B 超。

自 1993 年世界上首台术中磁共振成像设备问世以来，无论是操作模式还是显像效果均有了显著的进步。与前两代相比，目前使用的第三代术中磁共振设备采用了移动式磁体，无须搬运手术中的患者，大大提高了手术及检查的安全性，更适合临床应用。通过术中 MRI，神经外科医师不但可以随时了解病变切除的程度，还能够了解脑部的整体状况，如有无脑出血、脑积水等，与 DTI 结合可以判定肿瘤与肢体运动功能的关系，并可据此采取进一步的完善外科治疗。

术中 B 超自 20 世纪 50 年代以来就被用于神经外科手术中。其特点在于使用方便，接入快捷，对硬件配置要求不高。它可以用于对深部病变的定位，了解肿瘤的血供或与相关血管的关系，并且监测胶质瘤有无残余，从而提高颅脑手术操作的精准性，可减少手术副损伤。

（6）荧光显像技术

荧光显像技术是利用一些荧光示踪剂能够被肿瘤特异性摄取，并能被激发光照射发出特异性荧光的原理，来提升肿瘤边缘可视化，达到精确手术切除恶性肿瘤的技术。常用的荧光染色剂包括 5- 氨基乙酰丙酸（5-aminolevulinic acid，5-ALA）、荧光素钠（fluorescein）、吲哚菁绿等。5-ALA 作为一种在近红外光下，可以在术中实时显示脑肿瘤摄取程度判定与脑组织边界的一项技术，在欧洲和美国得到了 FDA 的批准，用于指导神经外科医师准确地切除肿瘤，减少对周围正常脑组织的损伤。荧光显像的目的是更好的区别肿瘤和正常组织，但是实际应用中许多因素均会干扰荧光染料在肿瘤和正常组织中的分布，比如给药时间、剂量和给药速度。另外不同的术者对光谱的感受和解读也存在一定的差别。因此术中荧光显像技术虽然有一定的进步性，但是在技术标准和技术推广方面仍然有很长一段路要走。

另外，利用计算机代替肉眼识别和分析光谱可能会增加荧光显像技术的优势。近期，我们与清华大学微创诊疗与三维影像实验室廖洪恩教授团队合作，探索了利用多模态光学成像引导激光消融治疗胶质瘤的可行性（图7）。该研究是在携带荧光的载瘤小鼠模型上开展的，我们通过双光子成像和荧光半定量引导规划激光消融路径，利用激光消融降低肿瘤负荷，通过组织病理学评价消融效果。研究结果显示，多模态光学成像引导下的激光治疗对胶质瘤的切割精度可以达到 0.1 ～ 1.0mm。在荧光引导下，胶

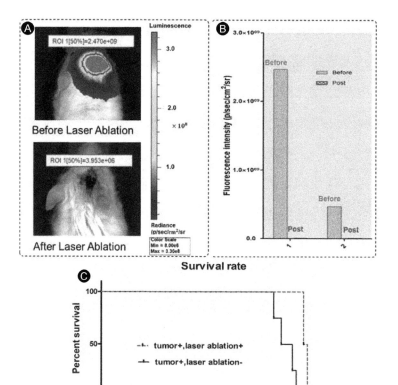

A：治疗前（上）、治疗后（下）的活体荧光成像；B：治疗前、后量化荧光肿瘤负荷；C：生存曲线。

图 7　活体荧光成像及双光子影像引导的激光消融治疗（彩图见彩插 7）

质瘤细胞切除率可以达到 99% 以上。双光子成像显示的肿瘤边界和组织病理学边界高度吻合。载瘤小鼠体重变化和复发率提示光学诊疗系统治疗效果确切。该项研究从智能光学微创诊疗的理念设计、原理论证及实验验证，构建了一套新型的光学诊疗方案实现活体动物的精准诊疗，为未来的智能微创诊疗一体化临床转化奠定了坚实的理论及技术基础。此项研究结果被分子显像领域

的顶级期刊 *Theranostics* 作为封面文章发表。

（7）术中神经电生理监测

术中神经电生理监测的基本原理就是通过检测运动或者感觉神经冲动传递过程中电生理信号的变化，了解手术操作对神经纤维损害的程度，了解脑组织代谢功能的改变，了解脑部血液灌流情况，从而有效地协助手术医师实时、全面的了解患者神经功能的完整性。神经电生理监测技术不同于传统的影像技术，可以直观地反映神经结构的改变，通过监测电生理信号的改变，间接地判断神经功能。在脑干胶质瘤的手术中，常用的监测内容包括脑干听觉诱发电位（brainstem auditory evoked potential，BAEP）、躯体感觉诱发电位（somatosensory evoked potential，SEP）、运动诱发电位（motor evoked potential，MEP）及自由（free running）和刺激（triggered）肌电图（electromyography，EMG）。BAEP是反应听神经和脑干功能状态的指标之一，即使手术同侧的耳蜗神经术前已受损害或在术中受到损伤，仍可根据对侧 BAEP 的变化了解脑干功能状态。SEP 用于监测脑干背侧的感觉神经传导通路，MEP 对应于脑干腹侧的运动神经传导通路，EMG 则用于监测支配肌肉活动的颅神经功能，上述指标各自反映的脑干受损部位不同，因此术中需同时使用。其中 SEP 为连续性监测，一旦脑干背侧感觉神经通路出现损伤，术者能立即发现；而 MEP 为间断性监测，需监测者人工刺激来观察脑干腹侧运动神经通路的功能，故切除可能影响脑干腹侧神经纤维的病变时，术者应增加刺激次数来观察脑干腹侧神经传导功能的变化。监测过程中应嘱麻醉师进行配合使用全静脉麻醉，不要使用肌松药，避免肌松剂对结果的干扰。切除肿瘤时，若出现电生理监测参数变化应停止手术，与神经电生理医师进行讨论，术中观察手术操作区域的情况，判定可能产生的问题，是术中损伤还是牵拉，若没有恢复应该从病变的其他部位尝试着继续切除肿瘤。

11. 多模态技术辅助指导下的脑干胶质瘤手术

（1）术前评估

通过计算机工作站，将 CT、MRI、DTI/DTT 及 PET 等不同类型的影像数据资料加以融合，形成多模态三维影像资料，显示肿瘤与周围正常脑干组织、动脉、神经纤维束、骨性标志等共存的三维状态，借以判断肿瘤与周围组织结构的关系，并对病变性质进行更加准确的评估；标记病理状态下神经纤维束的走行，在术前辅助设计脑干肿瘤的最佳手术入路，确保肿瘤切除过程的安全性及明确病变切除范围。

（2）术中应用

通过先进的注册配准技术，将融合后的多模态影像导入神经导航工作站，并将影像坐标系统与手术视野内的位置动态链接起来，从而实现了术中实时持续定位。神经导航系统还可与手术显微镜整合在一起，实现显微镜下导航，使术者能够在显微镜下直观地看到导航的指示。此外，神经导航系统与术中磁共振成像系统、术中超声、术中皮质电刺激技术等相结合能够不同程度地纠正术中脑移位造成的导航偏差。由于脑干解剖结构的特点，被从第三对颅神经到十二对颅神经固定在斜坡的背侧，所以一般脑干没有漂移，这也是导航在脑干外科中的独特优势。利用荧光素钠、5-ALA 等荧光显像剂，结合术中电生理监测，可以确定肿瘤生物边界、肿瘤周边脑干组织的功能边界及最优获益 / 风险比边界，实现脑干肿瘤的最优切除；利用电生理监测技术，在脑干肿瘤术中对脑干皮质脊髓束、颅神经运动核团及其纤维束进行监测，准确定位锥体束、面神经丘、迷走神经三角、舌咽神经三角等重要解剖标志，为术中选择脑干安全进入点提供依据，最大限度保护神经功能，改善患者的预后。

DTI 可以显示肿瘤和纤维束之间的位置关系，用来判断肿瘤切除过程中神经功能保护是否最优，进而制定最合适的手术方案。蛋氨酸 -PET 成像反映肿瘤内部蛋氨酸代谢状态。在肿瘤无法全切的情况下，可以优先切除 PET 所显示的代谢最为活跃的区域。蛋氨酸代谢活跃区域与 T_1 增强序列所显示的强化区域并不完全吻合。在保证不加重现有神经功能障碍的前提下，强化区域和代谢活跃区域都要切除掉。总而言之，多模态辅助技术的融合在提高脑干肿瘤手术切除程度的同时保证了手术的安全性。

12. 多模态技术目前仍然存在的问题

目前多模态技术仍然存在一些问题，主要包括以下几个方面。

（1）多模态图像的校正与配准问题：精确地图像配准融合是多模态影像技术的核心。DTI 成像由于受脑干区域磁场不均匀性的影响，往往存在明显的变形，导致 DTI 图像和结构像无法精确配准，降低其术中应用的精确度。除 DTI 图像外，其他不同序列的图像间也存在配准问题。目前的图像分析和融合，基本上是在两组图像之间进行，还无法同时进行多组图像的融合，配准问题在多组图像进行融合时将显得更为突出。

（2）肿瘤边界的精确判定问题：虽然目前导航软件对正常的大脑、小脑和脑干等结构可以实现良好的自动分割，但在疾病状态下，尤其是脑干区域，还无法完全实现肿瘤的自动分割，而手动分割对肿瘤和正常脑组织之间的边界有时难以精确把握。脑干内部结构密集、功能精细而复杂，精确地识别肿瘤的边界具有十分重要的意义。这一难题可能需要脑干肿瘤分子生物学、MRI 及图像后处理等不同领域联合攻破。

（3）术中脑组织漂移及导航实时校正的问题：相对于大脑半球，导航过程中脑干基本没有的漂移，但是脑干体积小、结构密集，手术中为了暴露病变进行的局部牵拉等操作所造成的微小漂移，也可能会造成严重的后果。虽然电生理监测可以辅助决策，但无法提供空间信息。术中超声虽然可以提供实时二维影像信息，但是其分辨率低，图像空间信息的解读和重建困难。因此，将超声图像及电生理监测等术中信息融合到导航系统内，并对术前图像进行实时校正，是多模态导航需要解决的另一个关键问题。

除了克服以上问题之外，未来多模态技术的发展可以向无线化、便携化（比如脱离笨重的导航平台，向可穿戴设备方向发展）、透视化、3D化方向发展。

13. 多模态技术展望

多模态技术已经在术前计划、术中应用、术后教学三个方面展现其特有的强大功能和无限魅力，比如快速的数据处理合成功能；高效的结构、病变信息处理；精准的定位功能；展示直观的病变结构；多信息化的包容能力；发展创新应用的无限可能。随着计算机技术的发展（如虚拟现实和人工智能技术），医学影像设备及技术的不断更新及各种复合多功能手术室的出现，神经外科医师从而会获得更多有价值的术中实时信息。与此相应，未来多模态技术的融合应用需要规模更大、设计更科学的临床研究，不同技术的比对研究，为脑干胶质瘤患者提供最佳的技术融合平台。

参考文献

1. 中华医学会神经外科学分会肿瘤学组，脑干胶质瘤综合诊疗中国专家共识编写委员会.脑干胶质瘤综合诊疗中国专家共识.中华神经外科杂志，2017, 33（3）：

217-229.

2. Fernández-Miranda JC，Rhoton AL Jr，Alvarez-Linera J，et al.Three-dimensional microsurgical and tractographic anatomy of the white matter of the human brain.Neurosurgery，2008，62（6 Suppl 3）：989-1026；discussion 1026-1028.

3. Sarnthein J，Bozinov O，Melone AG，et al.Motor-evoked potentials（MEP）during brainstem surgery to preserve corticospinal function.Acta Neurochir（Wien），2011，153（9）：1753-1759.

4. 孙涛，刘玉含，泮长存，等 . 多模态技术辅助手术切除儿童局灶型脑干胶质瘤 . 中华神经外科杂志，2017，33（12）：1204-1208.

5. Nimsky C，Ganslandt O，Fahlbusch R.Implementation of fiber tract navigation.Neurosurgery，2006，58（4 Suppl 2）：ONS-292-303；discussion ONS-303-304.

6. Chen X，Weigel D，Ganslandt O，et al.Diffusion tensor imaging and white matter tractography in patients with brainstem lesions.Acta Neurochir（Wien），2007，149（11）：1117-1131；discussion 1131.

7. Pirotte BJ，Lubansu A，Massager N，et al.Results of positron emission tomography guidance and reassessment of the utility of and indications for stereotactic biopsy in children with infiltrative brainstem tumors.J Neurosurg，2007，107（5 Suppl）：392-399.

8. Rosenfeld A，Etzl M，Bandy D，et al.Use of positron emission tomography in the evaluation of diffuse intrinsic brainstem gliomas in children.J Pediatr Hematol Oncol，2011，33（5）：369-373.

9. Choi C，Ganji SK，DeBerardinis RJ，et al.2-hydroxyglutarate detection by magnetic resonance spectroscopy in IDH-mutated patients with gliomas.Nat Med，

2012, 18（4）：624-629.

10. Zukotynski KA, Fahey FH, Kocak M, et al.Evaluation of ^{18}F-FDG PET and MRI associations in pediatric diffuse intrinsic brain stem glioma：a report from the Pediatric Brain Tumor Consortium.J Nucl Med, 2011, 52（2）：188-195.

11. Steffen-Smith EA, Shih JH, Hipp SJ, et al.Proton magnetic resonance spectroscopy predicts survival in children with diffuse intrinsic pontine glioma.J Neurooncol, 2011, 105（2）：365-373.

12. Pope WB, Prins RM, Albert Thomas M, et al.Non-invasive detection of 2-hydroxyglutarate and other metabolites in IDH1 mutant glioma patients using magnetic resonance spectroscopy.J Neurooncol, 2012, 107（1）：197-205.

13. Yamasaki F, Kurisu K, Kajiwara Y, et al.Magnetic resonance spectroscopic detection of lactate is predictive of a poor prognosis in patients with diffuse intrinsic pontine glioma.Neuro Oncol, 2011, 13（7）：791-801.

14. Willems PW, van der Sprenkel JW, Tulleken CA, et al.Neuronavigation and surgery of intracerebral tumours.J Neurol, 2006, 253（9）：1123-1136.

15. Unsgaard G, Ommedal S, Muller T, et al.Neuronavigation by intraoperative three-dimensional ultrasound：initial experience during brain tumor resection. Neurosurgery, 2002, 50（4）：804-812.

16. Fan Y, Sun Y, Chang W, et al.Bioluminescence imaging and two-photon microscopy guided laser ablation of GBM decreases tumor burden.Theranostics, 2018, 8（15）：4072-4085.

（张力伟 孔鲁 肖雄 整理）

中国医学临床百家

脑干胶质瘤的诊断和分子病理分型

14. 脑干胶质瘤诊疗模式的历史演变

（1）MRI 应用之前的探索

中枢神经系统疾病诊断的核心是定位和定性诊断。100 多年前，神经外科创立之初，定位和定性诊断主要依赖尸体解剖。医师通过仔细观察记录患者的症状、体征，并将其与尸体解剖结果进行对比，积累了大量的临床经验。但是以今天医学伦理的视角来看，当时患者为获取诊断所付出代价是难以接受的。X 射线、CT 和 MRI 等影像技术以及立体定向活检技术的相继出现和广泛应用，极大地提高了定位、定性诊断的准确性，降低了患者为获取诊断所需要付出的代价。

在上述神经成像技术中，MRI 如今已经成为神经外科临床实践的基本支柱之一，贯穿于疾病诊断、治疗、疗效评价及复发/进展监测的全过程。就脑干胶质瘤而言，在 MRI 出现之前的绝大部分时间里，神经外科医师对这个疾病的认识极其有限，早期探索性的外科手术未能给患者带来任何益处，手术死亡率曾经一度高达100%，从而使得脑干被认为是"手术禁区"。CT的应用略早于MRI，尽管其组织分辨率远不如MRI，能提供的定位定性诊断信息依然很少，但是CT做到了将病变即刻呈现在医师眼前，立体定向细针穿刺活检技术也随着CT和计算机的应用而出现。这一时期人们认识到对于一部分囊性脑干病变，尤其是伴有梗阻性脑积水的患者，可以通过立体定向穿刺抽吸囊液的方式来缓解症状，在一定程度上延长生命，部分患者甚至可以长期生存。所以当时神经外科学界对脑干肿瘤患者积极推崇立体定向活检。根据我们目前的经验看，能够通过抽吸囊液缓解症状甚至获得长期生存的少数患者其肿瘤多数为低级别胶质瘤，尤其以WHO Ⅰ级的毛细胞型星形细胞瘤居多。但是需要注意的是活检本质上是一种辅助诊断手段，因此，立体定向穿刺活检极大地丰富了人们对脑干胶质瘤组织病理学的认识。总体而言，在这个历史时期人们对脑干胶质瘤所能采取的干预措施极少，多数治疗都带有探索的性质，并没有建立系统的诊疗模式。

（2）MRI+组织病理诊疗模式的确立和巩固

与CT相比，MRI在空间分辨率和组织分辨率方面均有较大的提升，为神经外科医师的诊疗决策提供了更为翔实的参考信息。彼时的神经外科先驱将其探索外科手术切除脑干肿瘤所获得的经验与肿瘤的MRI影响特点相结合，建立了比较完善的脑干胶质瘤的手术指征。具体而言，外生型、局灶内生型和延颈髓型的脑干肿瘤具备手术指征，且多可以从手术中获益。但是弥散内生型脑干胶质瘤不具备手术指征。最为人们所熟知的弥散内生型脑干胶质瘤便是儿童弥散内生型脑桥胶质瘤（pediatric diffuse intrinsic pontine glioma, pDIPG），至今仍是医学界研究热点和难点。影像分型和手术指征的建立在脑干胶质瘤的治疗历史上具有里程碑意义。

能够体现 MRI 优势的另一个事实是，MRI 开始广泛应用后的 20 年间（即从 20 世纪 90 年代初到 21 世纪前 10 年），MRI 基本上取代了立体定向穿刺活检。首先，具备手术指征的患者可以直接接受手术治疗。对于不具备手术指征的 pDIPG 而言，绝大多数通过典型的 MRI 影像结合临床表现即可明确诊断；立体定向穿刺活检并不能改变 pDIPG 患者的治疗方案，因此，尽管其在当时就已经具备较高的安全性，但是在 1990 年至 2010 年很少应用立体定向穿刺活检术，诊断基本上被 MRI 取代。在这 20 年里脑干胶质瘤的诊疗模式主要基于 MRI 影像分型和组织病理诊断，即根据 MRI 影像特点决定是否具备手术指征、根据病理诊断决定是否需要放化疗；pDIPG 的诊疗模式则相对单一即进行 MRI 诊断后接受标准放疗，无须事先获得病理诊断。这一模式一直沿用至今，但是近 10 年来随着各类新疗法的涌现，单靠 MRI 和组织病理已经难以满足临床需求，因为二者均有无法克服的不足和内在缺点。

（3）MRI 在准确评价治疗效果和肿瘤负荷方面面临诸多挑战

1）MRI 信号缺乏特异性，难以准确评价治疗效果

MRI 信号反映的是组织的物理特性，与肿瘤的病理学改变的性质之间缺乏特异性的对应关系。比如，T_2WI 主要反映组织内水含量的多少，CE-T_1WI 像上的强化主要反映血脑屏障通透性的增加。MRI 成像的非特异性限制了其在评价肿瘤治疗效果方面的准确性。比如，10% ~ 30% 的胶质母细胞（glioblastoma, GBM）患者接受替莫唑胺同步放化疗后会出现假性进展；免疫疗法和病毒疗法会诱导淋巴细胞浸润，造成的强化部分体积增大（其实是治疗发挥作用的征象而非肿瘤的进展）；抗血管生成疗法会造成强化部分体积的缩小（其实是血脑屏障通透性降低的表现，并非肿瘤实体缩小）；这些均是传统 MRI 无法克服的挑战。因此，2010 年最新的神经肿瘤学放射学评估（radiological Assessment for Neuro-oncology，RANO）标准建议对上述难以进行影像学鉴别的情况进行动态观察，两次观察点之间的间隔至少为 1 个月。这就意味着已经发生进展的患者需要继续接受至少 1 个月的无效治疗，既耽误了接受其他治疗的时机、浪费了医疗资源和增加了费用，又在耗竭患者的身体机能状况（药物不良反应和肿瘤进展的双重作用）。

2）MRI 无法准确反映肿瘤的负荷

首先，目前临床上 MRI 成像的空间分辨率大多数为 1mm ×1mm × 5mm，只能发现具有一定体积的病变，对微小病灶（如

早期转移灶）则无法显示，而这些微小病灶往往是肿瘤耐药或播散的早期征象，对于及时调整治疗方案具有极其重要的意义。其次，RANO 评价标准中无论是 T_2WI、Flair 还是 CE-T_1WI 均是以分析体积变化为主。然而，肿瘤其实是由肿瘤细胞、血管内皮细胞、巨噬细胞、淋巴细胞以及细胞外基质等多种组分构成的，而 MRI 既无法准确判断肿瘤细胞在肿瘤实体中所占的比例也无法区分活跃的和坏死的肿瘤细胞。再次，由于 MRI 信号缺乏特异性，根据 MRI 影像评估肿瘤负荷存在极大的主观性。不同的评价者（神经外科医师、神经影像科医师、放疗或者化疗科医师）之间及相同评价者在不同时间点所做出的评价具有较大的主观差异，可重复性差，进一步放大了 MRI 在客观评价肿瘤负荷和肿瘤治疗效果方面的缺点。

3）目前还没有针对脑干胶质瘤核团和传导束成像，脑干胶质瘤 MRI 多序列成像存在诸多技术瓶颈

除了 RANO 推荐的动态观察外，MRI 克服其缺点所采取的另一个办法便是开发高级成像序列，这些序列包括：弥散加权成像（diffuion-weighted image，DWI）、DTI、MRS、PWI 和磁敏感加权成像（susceptibility-weighted imaging，SWI）等。然而，这些序列在脑干胶质瘤的应用方面仍然存在较大的技术瓶颈，主要原因是：①脑干体积小，而且随着呼吸和心跳而波动，因此运动伪影极大；②脑干被脑脊液所环绕，脑脊液同样波动明显，会对脑干的成像信号造成干扰；③脑干位于颅底，颅底组织结构复

杂，包括骨质、软组织、水分（脑脊液）、空气（鼻咽、鼻旁窦、乳突气房），因此磁场极不均匀，对信号采集影像较大；④脑干肿瘤患者术后配合度差（术后 MRI 通常存在明显的运动伪影），而且难以承受长时间图像采集。目前现有的 3.0T 磁共振还不能进行脑干核团成像，传导束成像还不够精准。

（4）组织病理在指导脑干胶质瘤治疗方面同样面临诸多挑战

两个现象集中体现了组织病理在指导脑干胶质瘤精准治疗方面的不足。第一个现象是过去 40 年里照搬成人幕上胶质瘤的治疗方案来治疗 pDIPG 均未取得成功；这使得人们逐渐认识到即便是病理类型和病理级别均相同，不同年龄和不同部位的肿瘤仍然存在差异；而且很显然这种差异无法被传统的组织病理所捕捉到。第二个现象是 pDIPG 的组织病理类型和级别与患者的预后之间缺乏相关性，然而判断预后，是组织病理分型和分级的最根本的出发点，所以一旦丧失了判断预后的作用，其存在的价值和意义也将受到严重的质疑。此外，临床实践中还观测到一些 WHO Ⅰ级的胶质瘤，如不典型的毛细胞型星形细胞瘤和毛细胞黏液型星形细胞瘤，在形态学方面难以与 WHO Ⅱ～Ⅳ级的星形细胞瘤鉴别。最后，与 MRI 影像判读类似，组织病理学诊断的主观性很强，不同病理医师和同一病理医师在不同时间点所做出的诊断的一致性较差。从本质上讲，组织病理的不足反映的是形态学诊断本身的局限性，而且这种局限性很难通过形态学诊断技术的进步由内而外打破。事实上，进一步弥补组织病理的不足也是建立在二代测序基础上的分子病理分型。

在建立脑干胶质瘤分子病理分型的过程中，手术、开放活检、立体定向穿刺活检以及尸检，再一次完成了各自的历史使命。但是，无论是手术还是立体定向穿刺活检，在临床实践中同样面临着自身无法克服的内在缺陷，这些缺点主要体现在三个方面。第一，由于脑干胶质瘤存在显著的空间异质性，而且时常发生远隔部位播散，因此，无论手术还是活检（立体定性活检或者开放活检）均无法反应肿瘤的整体特点。第二，肿瘤在治疗过程中不断发生演变，复发或进展时的肿瘤与起初的肿瘤存在显著的差异，而脑干胶质瘤的患者往往难以接受反复的手术或穿刺活检，因此，利用这两种方式难以跟踪肿瘤的动态演变。第三，存在逻辑悖论，即获取分子病理诊断的目的是为了制定最优的治疗方案，包括免于接受不必要的外科干预；但是通过开放手术或者立体定向穿刺活检获取组织进行分子病理诊断的第一步便是接受风险较高的外科干预。换而言之，一部分患者面临为了避免接受高风险的外科干预措施而接受手术或活检的困境。

（5）分子病理 + 液体活检是对现行诊疗模式的完善

在二代测序基础上建立起来的分子病理分型是对组织病理分型的补充。具体而言，在 2016 年过渡版《WHO 中枢神经系统肿瘤病理分类》中新增了"弥漫性中线胶质瘤，伴有 H3K27M 突变"，该分型包含了绝大多数 DIPG。在 2017 年《脑干胶质瘤综合诊疗中国专家共识》中将脑干胶质瘤分为 4 种分子病理亚型，

即 *HIST1H3B/C-K27M* 突变型、*H3F3A-K27M* 突变型、*IDH1* 突变型和 *H3K27M/IDH1-* 双阴型。但是，目前获取分子病理诊断的方法存在许多问题，液体活检技术已经逐渐成熟，未来液体活检＋分子病理将进一步完善现有 MRI＋组织病理的诊疗模式。

15. 脑干胶质瘤的液体活检

液体活检通常用来指血液中游离肿瘤 DNA（circulating tumor，ctDNA）的检测技术，然而事实上液体活检所涵盖的范围非常广。首先，用于检测的液体包括血液、脑脊液、尿液、痰液、唾液、胸水和腹水等；其次，除了游离肿瘤 DNA 之外可用于检测的指标还包括游离肿瘤细胞、外泌体、RNA、蛋白标志物等。然而由于血脑屏障的存在，胶质瘤患者血浆游离 DNA 的检出概率只有 10%～30%；相比之下，脑脊液是进行胶质瘤液体活检的理想选择。与组织活检相比脑脊液液体活检有以下优点：①微创和安全性，腰椎穿刺是神经外科和神经内科的常规操作，风险性远远小于通过外科手术或立体定向活检获取组织，同时脑干胶质瘤绝大多数没有颅内压增高，腰椎穿刺是安全的；②全面性，脑干本身"浸泡"在脑脊液中，其常见的播散部位如软脑膜下、室管膜下区、脊髓、丘脑等部位也紧邻脑室或者蛛网膜下腔，因此脑脊液中的 ctDNA 是中枢神经系统内所有肿瘤细胞的总体反应，可以捕捉肿瘤异质性；③实时性，有两个方面的意思，首先脑脊液 ctDNA 可以在病程中的任何阶段获取，实时了解肿瘤对治疗的反应，其次脑脊液 ctDNA 的半衰期仅 2 小时，因此它反应的是"此时此刻"的肿瘤。我们的研究发现在 97.3% 的脑干胶质瘤患者的脑脊液 ctDNA 中可以检出肿瘤组织的突变信息，其中脑脊液和肿瘤组织突变信息完全一致比例达到 83%；脑脊液中包含 50% 以上肿瘤突变信息的比例达到 91.9%。并且，由于极高的检测灵敏性，部分患者的脑脊液 ctDNA 中可以发现肿瘤组织内无法检出的突变，显示脑脊液 ctDNA 可以克服单一位点取材的局限性，更好地反映肿瘤异质性（图 8）。脑脊液

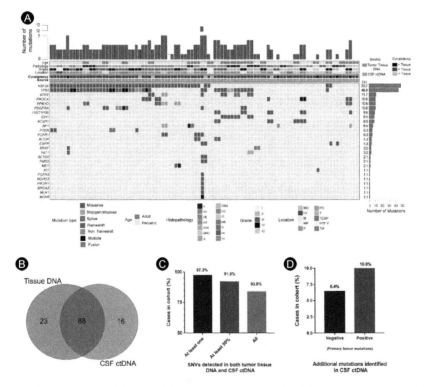

A：47 对脑脊液 ctDNA 和肿瘤 DNA 测序结果对比图；B，C：绝大多数患者脑脊液 ctDNA 和肿瘤 DNA 突变谱具有高度的一致性；D：17% 患者的脑脊液中可以发现其配对组织中无法检测出的基因突变信息，其中约 50% 的患者肿瘤组织中未检测到任何基因突变信息。

图 8 脑脊液 ctDNA 可以准确反映其配对肿瘤组织的基因突变信息（彩图见彩插 8）

ctDNA 液体活检可以使患者以微创的方式先获得分子病理诊断，再根据分子病理诊断结果决定是否需要接受手术，解决了目前通过手术或立体定向穿刺活检获取分子病理诊断的悖论。随着这方面研究的继续深入，将来脑脊液 ctDNA 液体活检必定会在疗效评价、肿瘤动态检测及预后判断等方面发挥重要的作用。

16. 脑干胶质瘤的分子病理分型

2016 年版《WHO 中枢神经系统肿瘤病理分类》中新增了"伴有 *H3K27M* 突变的弥漫性中线胶质瘤"，这一亚型，并将其归为 WHO Ⅳ级。此处的中线结构主要包括丘脑、脑干、小脑和脊髓。就脑干胶质瘤而言，伴有 *H3K27M* 突变的弥漫性中线胶质瘤主要是指儿童 DIPG，（虽然部分成人脑干胶质瘤具有 *H3K27M* 突变，但是在该分型中并未对此进行详细描述）。2016 年版《WHO 中枢神经系统肿瘤病理分类》首次将儿童 DIPG 同具有相同组织病理类型的大脑半球胶质瘤区分开，具有一定的临床指导意义，但是在实际临床应用中仍然存在一些问题，主要包括：①未包括 *IDH1* 突变的脑干胶质瘤；②未考虑到部位和年龄的因素，根据我们的临床观察 *H3K27M* 突变的成人脑干胶质瘤的预后显著优于儿童，而 *H3K27M* 突变的延髓或中脑胶质瘤的预后明显优于 *H3K27M* 突变的 DIPG；③未考虑到 *HIST1H3B/C-K27M* 突变和 *H3F3A-K27M* 突变的差异。

我们的研究发现根据 *H3K27M* 和 *IDH1* 突变可以将脑干胶

质瘤分为 4 个分子亚型：即 *H3F3A-K27M* 突变型、*HIST1H3B/C-K27M* 突变型、*IDH1* 突变型和 *H3K27/IDH1* 均无突变的 *H3K27/IDH1-* 双阴型。*IDH1* 和 *H3K27M* 突变可以影响整个基因组的甲基化状态，其中 *IDH1* 突变导致整个基因组高甲基化，*H3F3A-K27M* 突变导致整个基因组低甲基化，二者以互相排斥的方式存在。

　　IDH1 突变型脑干胶质瘤见于成人，中位年龄 36～43 岁；其分子病理特点与幕上胶质瘤类似，通常伴有 *TP53*，*ATRX* 突变，而且 MGMT 启动子甲基化发生率较高，约为 44.4%（4/9），提示成人脑干胶质瘤可以从 Stupp 方案中获益。根据我们的随访，*IDH1* 突变型脑干胶质瘤的中位生存期可达到 54.9 个月。考虑到 *IDH1* 突变型脑干胶质瘤通常病史长，病情进展缓慢，患者确诊时往往仅伴有轻微的神经功能障碍，因此 *IDH1* 突变型脑干胶质瘤患者的最佳干预时机仍然有待研究。此处以近期诊治的 1 位 *IDH1* 突变型脑干胶质瘤患者为例。该患者为 49 岁女性，10 年前因轻度面肌痉挛（事实上脑干胶质瘤患者以颅神经或核团受损症状起病者多见，如复视、面瘫等；而以神经或者核团受刺激起病者少见，如此处的面肌痉挛），行 MRI 检查发现脑干内占位性病变。因考虑手术风险大，症状轻微，最终选择密切观察，期间多次 MRI 显示肿瘤体积逐渐变大，然而患者的临床症状始终保持稳定，未见明显进展，此次至我院就诊前 1 年方出现逐渐加重的神经功能障碍，包括听力下降、眼球运动受限以及肌力下降

等。该患者接受了减瘤手术，病理证实为 *IDH1* 突变型星形细胞瘤（WHO Ⅱ级），该患者总生存期近 12 年（142 个月）。与该患者相反，多数患者在发现脑干占位性病变后，出于恐惧会积极地寻求治疗，有时候甚至过于激进，然而最终结果却并不理想。因此对于病史长、症状轻微、进展缓慢成人脑干胶质瘤患者，明确是否具有 *IDH1* 突变具有十分重要的临床意义。对于确认有 *IDH1* 突变的患者，建议医师和患者密切观察病情变化，慎重考虑治疗方案和干预时机。

H3F3A-K27M 突变型脑干胶质瘤主要见于儿童 DIPG，中位年龄 10.8 岁，通常伴有 *TP53/PPM1D* 基因突变，*ATRX* 突变和 MGMT 启动子甲基化（4%，1/25）的发生率较低。*H3F3A-K27M* 突变型脑干胶质瘤的中位生存期为 9 ~ 12 个月。另一类发生率较低的 *HIST1H3B/C-K27M* 突变则多见于 3 ~ 5 岁儿童，多伴有 *ACVR1* 基因突变，预后较 *H3K27M* 突变好，中位生存期约 15 个月。

H3K27/IDH1- 双阴型脑干胶质瘤的中位生存期为 38.4 个月；毛细胞型星形细胞瘤、神经节细胞胶质瘤和多形性黄色型星形细胞瘤均属于这一类，这些肿瘤通常可以选择手术进行全切除或次全切除。对于切除比较彻底的肿瘤可以选择密切观察，暂缓放化疗。对于部分复发的患者，可以考虑多学科会诊根据病变生长速度、患者的临床症状和 KPS 评分决定相应的治疗方案。

17. 分子病理和基因突变对脑干胶质瘤治疗和预后具有重要意义

如前所述，脑干胶质瘤高发于儿童，约占儿童脑肿瘤的 15% ~ 20%；在成人脑肿瘤中仅占 2% ~ 4%。因为成人脑干胶质瘤的发病率相对儿童较低，所以目前针对成人脑干胶质瘤的基因组学、转录组学、表观遗传学数据仍然比较少。但是，我们在成人脑干胶质瘤中发现 *IDH1* 突变之前在儿童 DIPG 的研究中从未被发现 *IDH1* 突变，具有 *IDH1* 突变的脑干胶质瘤患者中位年龄为 43 岁。在儿童 DIPG 中最常见的基因突变为 *H3F3A-K27M*、*HIST1H3B-K27M* 和 *ACVR1* 激活性突变。其中 *H3F3A-K27M* 突变型 DIPG 的患儿中位年龄 10.8 岁，而 *ACVR1* 突变通常和 *HIST1H3B-K27M* 共存，具有这两种突变的 DIPG 患儿年龄多在 5 岁左右。以上发现表明，不仅成人和儿童脑干胶质瘤之间具有完全不同的分子生物学差异，而且儿童脑干胶质瘤内部不同年龄段起病的患儿也具有不同的分子生物学特性。有学者认为，*H3F3AK27M* 突变和 *HIST1H3B/C* 突变的肿瘤可以来自不同的起源细胞。据此可以推测，不同年龄段来源的脑干胶质瘤可能具有不同的细胞起源。

18. 通过影像特征预测脑干胶质瘤的 *H3K27M* 突变

如前所述，脑干胶质瘤根据基因突变可以分为 4 个分子亚型，即 *H3F3A-K27* 突变型、*HISTH1H3B/C* 突变型、*IDH1* 突变型和 *H3K27M/IDH1-* 双阴型。4 种亚型具有截然不同的预后。*H3F3A-K27M* 突变型脑干胶瘤的预后最差，对于这一类肿瘤手术的目的是减轻肿瘤负荷的同时明确病理性质。而 *IDH1* 突变型的肿瘤多发生在成人，其病史较长、病情进展缓慢，预后较好。因此，患者通常有充足的时间慎重选择外科干预时机；其中约 44.4% 患者还存在 MGMT 启动子甲基化，因而有可能从 Stupp 方案中获益。*H3K27M/IDH1-* 双阴型肿瘤多数为毛细胞星形细胞瘤、神经节细胞胶质瘤、多形性黄色瘤型星形细胞瘤及部分 WHO Ⅱ级星形细胞瘤。这些肿瘤多数可以通过手术实现全切除或近全切除，残余肿瘤在术后早期亦可以选择密切观察。

然而，在实际临床工作中，医师在接诊患者时并无法获取分子病理信息，预后判断及治疗方案的选择主要是综合考虑患者的症状、体征、病情发展速度及 MRI 影像特点得出的。但是临床和影像特点并不具备特异性，因此影响首诊预判的精确性。以作者曾经诊治的一位中脑毛细胞星形细胞瘤患者为例：患者男性，13 岁，主诉为进行性右侧肢体乏力 2 个月，饮水呛咳 20 天，查体显示神志清楚、构音障碍、右侧鼻唇沟变浅、伸舌左偏、饮水呛咳、右侧上肢肌力 2 级，右下肢肌力 3 级。MRI 显示左侧丘脑、中脑占位并累及脑桥、病变信号不规则，明显强化（图9）。患者肢体乏力进展较快，在完善 MRI 检查期间由在别人搀扶下下行走进展为需要依靠轮椅行动。外院曾经综合考虑以上因素判断患者为 GBM 的可能性比较大、加上手术风险高、预后差，最终建议患者放弃治疗。然而，患者最终在天坛医院接受了手术治疗，并切除了肿瘤，最终病理诊断为毛细胞型星形细胞瘤（WHO Ⅰ级）。从预判为 WHO Ⅳ级的 GBM 到最终病理证实为 WHO Ⅰ级的毛细胞星形细胞瘤，在奇迹般逆转的背后是该患者险些错失获救的机会。然而这种情况并不少见，那么如果在首诊时可以获取 *H3K27M* 突变信息，无疑将会提高预判的准确度。

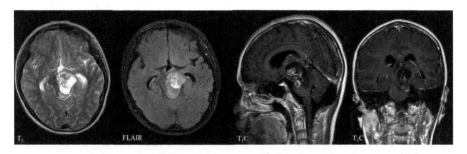

图9 中脑丘脑胶质瘤，T_2 像信号混杂，Flair 像内部似有出血信号，增强扫描显著的不均一强化，考虑到患者快速进展的临床症状，术前怀疑高级别胶质瘤可能性大，然而最终病理证实为毛细胞星形细胞瘤

影像基因组学是研究影像特点和基因组学特征之间关系的新兴交叉学科，它的兴起为通过 MRI 等信息预测基因型提供了可能。为了解决这一问题我们和清华大学医学院廖鸿恩教授团队合作，通过机器学习的方法建立了一个利用传统 MRI 序列（T_1，

T_2 和增强 T_1）预测 *H3K27M* 突变的模型，该模型的预测准确率可以达到 84.44%。然而，机器学习方法建立的预测模型虽然准确性高，但是其所利用的影像特征较多，而且多数特征难以解释，因此为了提高预测模型的临床可应用性，我们还建立一个简化模型：Logit（P）= 3.17 - 0.04*X1 - 0.04*X2 + 0.75*X3，其中 P 为 *H3K27M* 突变的预测概率，X1 就诊时 KPS 评分、X2 为病史（月）和 X3 为 T_2 序列上肿瘤边界的锐利程度。X3 是通过跨越肿瘤边缘的信号的差异计算得出的，在实际应用中将这些数值划分为 3 个区间，分别赋值为 -1，0 和 1。图 10 展示了 X3 不同

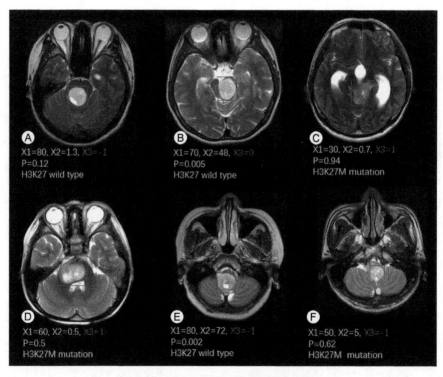

图 10　H3K27M 简化预测模型的示例

取值所对应的图像特点。在实际应用中可以通过训练提高医师通过 T_2 图像特点对 X3 进行经验取值的准确性。从而实现快速的预测 *H3K27M* 突变的概率。简化模型在测试组中的预测准确率为78.36%。机器学习预测模型仍然需要大样本量的外部验证。

参考文献

1. Pool JL.Gliomas in the region of the brain stem.J Neurosurg，1968，29（2）：164-167.

2. Hoffman HJ，Becker L，Craven MA.A clinically and pathologically distinct group of benign brain stem gliomas.Neurosurgery，1980，7（3）：243-248.

3. Mantravadi RV，Phatak R，Bellur S，et al.Brain stem gliomas：an autopsy study of 25 cases.Cancer，1982，49（6）：1294-1296.

4. Soffer D，Sahar A.Cystic glioma of the brain stem with prolonged survival.Neurosurgery，1982，10（4）：499-502.

5. Berger MS，Edwards MS，LaMasters D，et al.Pediatric brain stem tumors：radiographic，pathological，and clinical correlations.Neurosurgery，1983，12（3）：298-302.

6. Epstein F.A staging system for brain stem gliomas.Cancer，1985，56（7 Suppl）：1804-1806.

7. Hueftle MG，Han JS，Kaufman B，et al.MR imaging of brain stem gliomas.J Comput Assist Tomogr，1985，9（2）：263-267.

8. Albright AL，Guthkelch AN，Packer RJ，et al.Prognostic factors in pediatric

brain-stem gliomas.J Neurosurg，1986，65（6）：751-755.

9. Epstein F，McCleary EL.Intrinsic brain-stem tumors of childhood：surgical indications.J Neurosurg，1986，64（1）：11-15.

10. Stroink AR，Hoffman HJ，Hendrick EB，et al.Diagnosis and management of pediatric brain-stem gliomas.J Neurosurg，1986，65（6）：745-750.

11. Tokuriki Y，Handa H，Yamashita J，et al.Brainstem glioma：an analysis of 85 cases.Acta Neurochir（Wien），1986，79（2-4）：67-73.

12. Epstein F，Wisoff J.Intra-axial tumors of the cervicomedullary junction.J Neurosurg，1987，67（4）：483-487.

13. Stroink AR，Hoffman HJ，Hendrick EB，et al.Transependymal benign dorsally exophytic brain stem gliomas in childhood：diagnosis and treatment recommendations. Neurosurgery，1987，20（3）：439-444.

14. Barkovich AJ，Krischer J，Kun LE，et al.Brain stem gliomas：a classification system based on magnetic resonance imaging.Pediatr Neurosurg，1990-1991，16（2）：73-83.

15. Pendl G，Vorkapic P，Koniyama M.Microsurgery of midbrain lesions. Neurosurgery，1990，26（4）：641-648.

16. 王忠诚，刘阿力，赵继宗，等 . 脑干肿物 60 例外科治疗 . 中华神经外科杂志，1993，9（5）：251-255.

17. Kaplan AM，Albright AL，Zimmerman RA，et al.Brainstem gliomas in children. A Children's Cancer Group review of 119 cases.Pediatr Neurosurg，1996，24（4）：185-192.

18. Xu QW, Bao WM, Mao RL, et al.Surgical treatment of solid brain stem tumors in adults: a report of 22 cases.Surg Neurol, 1997, 48 (1): 30-36.

19. Epstein FJ, Farmer JP.Brain-stem glioma growth patterns.J Neurosurg, 1993, 78 (3): 408-412.

20. Pollack IF, Hoffman HJ, Humphreys RP, et al.The long-term outcome after surgical treatment of dorsally exophytic brain-stem gliomas.J Neurosurg, 1993, 78 (6): 859-863.

21. Grant GA, Avellino AM, Loeser JD, et al.Management of intrinsic gliomas of the tectal plate in children. A ten-year review.Pediatr Neurosurg, 1999, 31 (4): 170-176.

22. Selvapandian S, Rajshekhar V, Chandy MJ.Brainstem glioma: comparative study of clinico-radiological presentation, pathology and outcome in children and adults. Acta Neurochir (Wien), 1999, 141 (7): 721-726.

23. Walker DA, Punt JA, Sokal M.Clinical management of brain stem glioma. Arch Dis Child, 1999, 80 (6): 558-564.

24. El Beltagy MA, Atteya MM, El-Haddad A, et al.Surgical and clinical aspects of cerebellar pilomyxoid-spectrum astrocytomas in children.Childs Nerv Syst, 2014, 30 (6): 1045-1053.

25. Fisher PG, Breiter SN, Carson BS, et al.A clinicopathologic reappraisal of brain stem tumor classification. Identification of pilocystic astrocytoma and fibrillary astrocytoma as distinct entities.Cancer, 2000, 89 (7): 1569-1576.

26. Sabbagh AJ, Alaqeel AM.Focal brainstem gliomas. Advances in intra-operative

management.Neurosciences（Riyadh），2015，20（2）：98-106.

27. Wang C，Zhang J，Liu A，et al.Surgical treatment of primary midbrain gliomas.Surg Neurol，2000，53（1）：41-51.

28. Yeh DD，Warnick RE，Ernst RJ.Management strategy for adult patients with dorsal midbrain gliomas.Neurosurgery，2002，50（4）：735-738.

29. Zhao YD，Zhao Y.Neurosurgery in the People's Republic of China：a century's review.Neurosurgery，2002，51（2）：468-476.

30. Dağlioğlu E，Cataltepe O，Akalan N.Tectal gliomas in children：the implications for natural history and management strategy.Pediatr Neurosurg，2003，38（5）：223-231.

31. Scott RM.Surgical outcome following resection of contrast-enhanced pediatric brainstem gliomas.Pediatr Neurosurg，2004，40（2）：99.

32. 王忠诚，张俊廷，刘阿力 .311 例脑干胶质瘤的临床特征与手术治疗 . 中国医学科学院学报，2005，27（1）：7-12.

33. Albright AL，Packer RJ，Zimmerman R，et al.Magnetic resonance scans should replace biopsies for the diagnosis of diffuse brain stem gliomas：a report from the Children's Cancer Group.Neurosurgery，1993，33（6）：1026-1029.

34. Leach PA，Estlin EJ，Coope DJ，et al.Diffuse brainstem gliomas in children：should we or shouldn't we biopsy?Br J Neurosurg，2008，22（5）：619-624.

35. van den Bent MJ，Wefel JS，Schiff D，et al.Response assessment in neuro-oncology（a report of the RANO group）：assessment of outcome in trials of diffuse low-grade gliomas.Lancet Oncol，2011，12（6）：583-593.

36. Tejada S，Alonso M，Patiño A，et al.Phase I trial of DNX-2401 for diffuse intrinsic pontine glioma newly diagnosed in pediatric patients.Neurosurgery，2018，83（5）：1050-1056.

37. Marelli G，Howells A，Lemoine NR，et al.Oncolytic Viral Therapy and the Immune System：A Double-Edged Sword Against Cancer.Front Immunol，2018，9：866.

38. Upadhyay N，Waldman AD.Conventional MRI evaluation of gliomas.Br J Radiol，2011，84 Spec No 2：S107-S111.

39. Sclocco R，Beissner F，Bianciardi M，et al.Challenges and opportunities for brainstem neuroimaging with ultrahigh field MRI.Neuroimage，2018，168：412-426.

40. Diehl F，Schmidt K，Choti MA，et al.Circulating mutant DNA to assess tumor dynamics.Nat Med，2008，14（9）：985-990.

41. Corcoran RB，Chabner BA.Application of Cell-free DNA Analysis to Cancer Treatment.N Engl J Med，2018，379（18）：1754-1765.

42. Pan C，Diplas BH，Chen X，et al.Molecular profiling of tumors of the brainstem by sequencing of CSF-derived circulating tumor DNA.Acta Neuropathol，2019，137（2）：297-306.

43. Kieran MW.Time to rethink the unthinkable：upfront biopsy of children with newly diagnosed diffuse intrinsic pontine glioma（DIPG）.Pediatr Blood Cancer，2015，62（1）：3-4.

44. Bartels U，Hawkins C，Vézina G，et al.Proceedings of the diffuse intrinsic pontine glioma（DIPG）Toronto Think Tank：advancing basic and translational

research and cooperation in DIPG.J Neurooncol, 2011, 105 (1): 119-125.

45. Roujeau T, Machado G, Garnett MR, et al.Stereotactic biopsy of diffuse pontine lesions in children.J Neurosurg, 2007, 107 (1 Suppl): 1-4.

46. Zadeh G, Aldape K.ACVR1 mutations and the genomic landscape of pediatric diffuse glioma.Nat Genet, 2014, 46 (5): 421-422.

47. Taylor KR, Mackay A, Truffaux N, et al.Recurrent activating ACVR1 mutations in diffuse intrinsic pontine glioma.Nat Genet, 2014, 46 (5): 457-461.

48. Fontebasso AM, Papillon-Cavanagh S, Schwartzentruber J, et al.Recurrent somatic mutations in ACVR1 in pediatric midline high-grade astrocytoma.Nat Genet, 2014, 46 (5): 462-466.

49. Buczkowicz P, Hoeman C, Rakopoulos P, et al.Genomic analysis of diffuse intrinsic pontine gliomas identifies three molecular subgroups and recurrent activating ACVR1 mutations.Nat Genet, 2014, 46 (5): 451-456.

50. Wu G, Broniscer A, McEachron TA, et al.Somatic histone H3 alterations in pediatric diffuse intrinsic pontine gliomas and non-brainstem glioblastomas.Nat Genet, 2012, 44 (3): 251-253.

51. Schwartzentruber J, Korshunov A, Liu XY, et al.Driver mutations in histone H3.3 and chromatin remodelling genes in paediatric glioblastoma.Nature, 2012, 482 (7384): 226-231.

52. Khuong-Quang DA, Buczkowicz P, Rakopoulos P, et al.K27M mutation in histone H3.3 defines clinically and biologically distinct subgroups of pediatric diffuse intrinsic pontine gliomas.Acta Neuropathol, 2012, 124 (3): 439-447.

53. Zhang L，Chen LH，Wan H，et al.Exome sequencing identifies somatic gain-of-function PPM1D mutations in brainstem gliomas.Nat Genet，2014，46（7）：726-730.

54. Pan CC，Liu J，Tang J，et al.A machine learning-based prediction model of H3K27M mutations in brainstem gliomas using conventional MRI and clinical features. Radiother Oncol，2019，130：172-179.

（张力伟　泮长存　整理）

儿童脑干胶质瘤

19. 儿童 DIPG 的影像分型

儿童 DIPG 是一个模糊的影像学定义，尽管影像学上表现出高度异质性，但是目前尚没有关于 DIPG 的影像学分型。我们在临床工作中观察了近二十年大量的病例，发现根据肿瘤生长方式、强化特点、肿瘤与传导束的关系及 PET 蛋氨酸摄取模式可以将 DIPG 大体分为 5 种类型（图 11）。

（1）A 型，中心型：肿瘤由脑桥中心向四周呈同心圆性生长，未突破表面的薄层脑干组织，T_1WI 和 T_2WI 上信号均匀一致，T_1 增强像上通常无强化；DTI 成像显示传导束主要是锥体束（CST）及内侧丘系（ML）均从肿瘤中穿过，患者的肌力检查通常提示纤维束的完整性未见明显受损；^{11}C-MET PET/CT 提示肿瘤蛋氨酸代谢不明显或散在稍高代谢。

（2）B 型，腹侧型：肿瘤偏向脑干腹侧生长，多数向下自脑

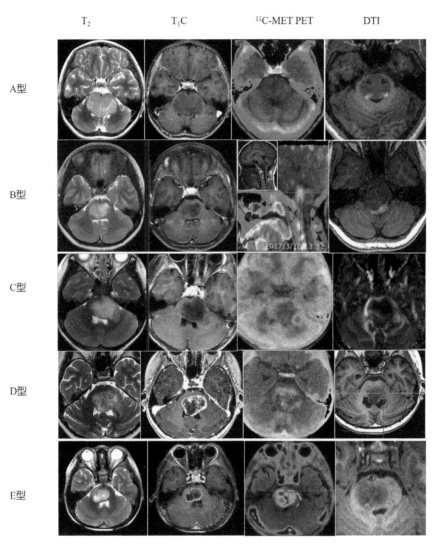

图 11　儿童 DIPG 的影像分型（彩图见彩插 9）

桥延髓沟突破脑干，少部分肿瘤向中脑方向生长，由上方向腹侧突破脑干，可包绕基底动脉。肿瘤 T_1WI 上为低信号，T_2WI 上为高信号，T_1 增强像上多伴有局灶强化；DTI 显示 CST 被肿瘤推挤，肌力检查提示纤维束的完整性可保留；^{11}C-MET PET/CT 提示肿瘤蛋氨酸代谢升高，高代谢部位通常为 MRI 强化部位而且蛋氨酸摄取增高出现的时间通常比强化要早，但是有少数患者强化区域和蛋氨酸的高代谢区域并不吻合。

（3）C 型，肿瘤通常主要位于脑桥一侧，呈偏心性生长，多累及桥臂，T_1WI 上为低信号，T_2WI 上为高信号，T_1 增强扫描如果肿瘤存在强化，其位置多偏向一侧；DTI 显示 CST 或 ML 多被肿瘤推挤，纤维束的完整性可受到部分破坏；^{11}C-MET PET/CT 提示肿瘤蛋氨酸高代谢位置偏向一侧。

（4）D 型，背侧型：MRI 上显示肿瘤向脑桥背侧生长，凸向四脑室，T_1WI 上为低信号，T_2WI 上为高信号，T_1 增强像上可伴有强化；DTI 显示 CST 往往在腹侧，ML 多被肿瘤推向两侧；^{11}C-MET PET/CT 提示肿瘤可伴有蛋氨酸高代谢，其代谢部位多位于肿瘤腹侧。

（5）E 型，GBM 样环形强化型：该类型肿瘤的主要特点是 MRI 增强扫描上其主体（并非局部）呈现 GBM 样的环形强化，伴有明显的瘤周水肿，而且绝大多数患者的病理诊断也是 GBM。这类患者通常病史短，起病急，往往在数天至 2 周内由正常儿童变为病重状态，如精神弱、食欲明显下降伴有或不伴有一定程度的进食困难及丧失独立行走能力等。

20. 不同影像类型 DIPG 的治疗方案

我们对 122 例儿童 DIPG 患者进行了跟踪随访和生存分析。其中 75 例患者确诊后未接受任何治疗，被视为自然病史组；14 例患者仅接受了减瘤手术（cytoreductive surgery）；12 例患者经 MRI 或立体定向穿刺活检确诊后接受了标准放疗（54Gy/30 次），放疗后行化疗或观察，考虑到目前的研究结果均认为化疗无法改善 DIPG 的预后，该组患者被视为标准治疗组；21 例患者首先选择了减瘤手术，之后行标准放疗，放疗结束后观察或继续进行化疗，该组被视为减瘤手术 + 标准治疗组。

如图 12 所示，未经治疗的患者中位生存期仅 3.6 个月，单纯接受减瘤手术的患者中位生存期 3.8 个月。标准治疗组的中位生存期为 9.1 个月，与文献所报道的相仿。而减瘤手术 + 标准治疗的患者中位生存期为 9.7 个月。然而仔细分析图 12 的生存曲线可以发现：单纯减瘤手术组的患者可以明显分成两部分，第一部分患者位于曲线的前半段，即累积生存率从 100% 下降到 50% 时所对应的区间，位于这一区间的患者无法从单纯的减瘤手术中获益；与之相反曲线的后半段，即累积生存率从 50% 下降到 0 所对应的区间，仅仅接受减瘤手术便可以让这部分患者达到与标准治疗相似的预后。这一现象提示减瘤手术获取对部分患者具有改善预后的作用。

另一个值得注意的事情是标准治疗组和减瘤手术 + 标准治疗组的生存曲线基本重叠，是不是意味着减瘤手术这种有创性操

作并未给患者在标准治疗之外提供额外的生存获益呢？不同的
DIPG 的分型结果是完全不一样。DIPG 影像分型进行了分层生存
分析，结果在图示中显示。

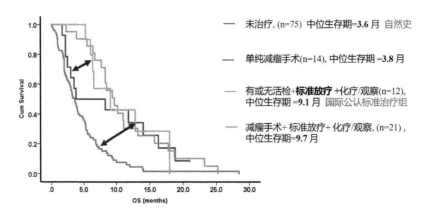

图 12　122 例儿童 DIPG 不同治疗方案之间生存曲线对比（彩图见彩插 10）

分层生存分析的结果显示：在偏侧型 DIPG 中，未经治疗的
儿童中位生存期仅 2.8 个月，标准治疗组中位生存期 6.0 个月，
而减瘤手术 + 标准治疗组的中位生存期可以达到 11.9 个月（图
13）。该结果提示减瘤手术能够在标准治疗的基础上提供额外的
生存获益。在向脑桥延髓沟突出的腹侧型 DIPG 组内，未经治疗
的患者中位生存期为 3.0 个月；而减瘤手术 + 标准治疗组的中位
生存期为 12.9 个月（图 14）。

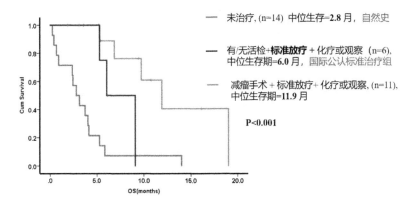

图13　偏侧型儿童DIPG不同治疗方案之间生存曲线对比（彩图见彩插11）

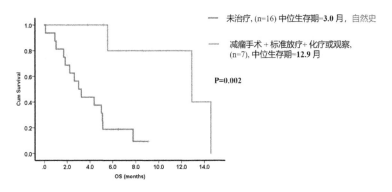

图14　腹侧型儿童DIPG不同治疗方案之间生存曲线对比

由于背侧型和GBM样环形强化型DIPG的样本例数太少，无法进行统计分析，但从作者自身的目前经验来看，背侧型和GBM样环形强化型DIPG进行减瘤手术的安全性较高，风险可控，可以显著延长患者的无进展生存期。此处分享两个典型病例加以说明。

病例1：患儿男性，7岁，主因"走路不稳3周"行MRI检查发现脑桥占位性病变，影像诊断为DIPG（图15）。DTI成像显示双侧的皮质脊髓束从肿瘤中间穿行，双侧的内侧丘系位于背侧被肿瘤值推向肿瘤两侧的边缘位置（图 16），提供了从后方入路进入肿瘤的可能。^{11}C-MET PET 成像显示肿瘤背侧偏右为代谢活跃区。因此综合考虑后我们采取了后正中经小脑延髓裂入路肿瘤切除术，术后病理为胶质母细胞瘤（WHO Ⅳ级）。术后行同步放化疗 +6 个疗程化疗；总生存期为 8 个月。虽然与文献报道的 9 ～ 12 个月相比总生存期未得到延长，但考虑到该患者的病史短，术前病情进展快，如未经治疗其总生存期或许仅能达到 3 个月。因此，可以认为手术 + 标准治疗将生存期延长到了中位生存期水平（即 9 ～ 12 个月）。手术切除部分肿瘤并未加重患者原有的神经功能障碍，通过手术明确了病理诊断、减轻了肿瘤负荷，相应地降低了放疗的风险。图 15 所示术前肿瘤体积巨大，且向后方凸入第四脑室，放疗肿瘤水肿极易造成梗阻性脑积水，造成病情加重，放疗难以完成。术后放疗后肿瘤影像缓解极其明显，图 17 所示手术的边界极其锐利。

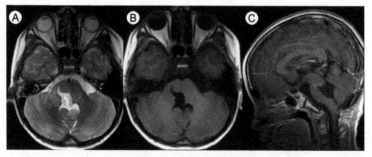

A，B，C：轴位 T_1WI 和 T_2 FLAIR 及矢状位 T_1WI 显示肿瘤向背侧生长，凸向四脑室。

图 15　MRI 检查

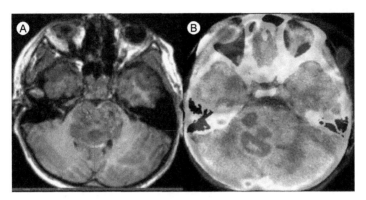

A：轴位 DTI 显示双侧内侧丘系（黄色纤维束）被肿瘤向两侧推挤；B：^{11}C-MET PET/CT 显示肿瘤蛋氨酸高代谢。

图 16　DTI 成像（彩图见彩插 12）

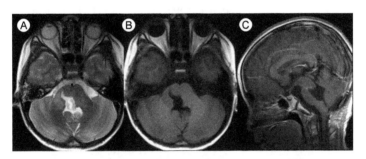

A，B：轴位 T_2WI 高信号、T_1WI 低信号，术腔边缘清晰；C：T_1 矢状位增强像未见强化，未见明显复发迹象。

图 17　术后 3 个月复查 MRI

病例 2：患儿男性，5.5 岁，主因"左眼外斜视 14 天，口角左偏伴左侧肢体无力进行性加重 12 天，口角流涎 5 天"行 MRI 检查发现脑桥占位性病变（图 18）。术前考虑肿瘤环形强化比较明显，肿瘤已经将其所在部位的脑干组织破坏殆尽，如不予以处理，坏死的范围将迅速地扩大。肿瘤内部已经坏死的部分对放疗的效果差，直接行放疗并不一定能缓解症状。综合考虑后决定先通过手术切除坏死部分，然后行放疗。手术采用右乙状窦后入路，术后病理为弥漫性中线型胶质瘤，*H3K27M* 突变（WHO IV级）。术后行同步放化疗 +6 个疗程化疗。患儿术后 1 个月肢体肌力恢复正常，运动功能明显改善，术后 3 个月仅左眼外展功能未恢复，生活自理，无进展生存期 8 个月，总生存期 10 个月（图19）。GBM 样环形强化的 DIPG 期自然病史 3 个月左右，而且在这 3 个月内患者的症状逐渐加重，生存质量比较差。该患者接受减瘤手术 + 标准放疗 + 化疗之后无进展生存期 8 个月，期间患者生活自理，且可以进行爬山之类的户外活动，这是未经治疗的患者所无法想象的。与上一例患者相似，我们认为减瘤手术 + 标准放疗将原本预后极差的这类患者的中位生存期提高到文献所报道的 9 ～ 12 个月水平。

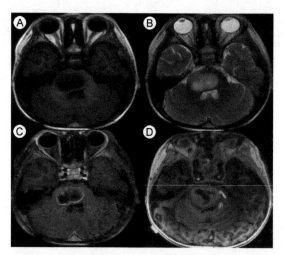

A，B，C，D：T₁WI 低信号，T₂WI 高信号，T₁ 增强像呈环状强化，PET-CT 显示肿瘤代谢升高，右侧 CST（红色纤维束）和 ML（蓝色纤维束）被肿瘤推挤。

图 18　MRI 检查（彩图见彩插 13）

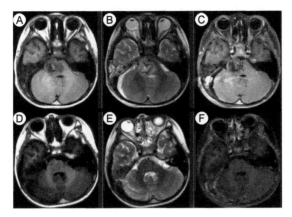

A，B，C：术后 3 天复查 MRI 轴位 T_1WI 术腔周围低信号、T_2WI 术腔周围高信号和 T_1 增强像术腔周围线样强化，肿瘤近全切除；D，E，F：术后 6 个月结束复查 MRI 轴位 T_1WI、T_2WI 和 T_1 增强像显示脑干形态基本恢复正常，未见复发迹象。

图 19 复查 MRI

以上结论来自作者单中心的经验，由于受到样本量的限制所得出的结论仍然需要谨慎考究。但是我们相信减瘤手术确实能够为一部分患者带来生存获益。

21. 儿童 DIPG 的分子病理分型

DIPG 并不是一个病理诊断而是一个影像学诊断。Jansen 等对来自 13 个医疗中心的活检报告中的 108 例 DIPG 的组织病理进行了汇总分析，结果显示 37 例为间变星形细胞瘤、27 例为胶质母细胞瘤、22 例为低级别胶质瘤（WHO Ⅱ级）、3 例为间变性少枝星形细胞瘤，19 例未明确具体类型。但是 DIPG 尸检病理分析显示，绝大部分为胶质母细胞瘤。活检组织病理分析的准确性受取材时间（病程早期、中期还是晚期）和取材位置的影响比较大。综合分析活检和尸检的结果可以发现，DIPG 具有不断进展的特点，最终从 WHO Ⅱ级的低级别胶质瘤进展到 WHO Ⅳ级的胶质母细胞瘤。因此，单纯从疾病发展过程中的某一个时间节点所获得的病理诊断来理解 DIPG 并指导后续的治疗，具有一定的片面性。实践也证明，不同病理类型的 DIPD 患者在总生存期方面没有差异。那么推动 DIPG 不断进展的内在驱动力是什么？基因组学、表观遗学及表达谱分析结果或许可以为此提供一些线索。

（1）根据基因突变分型

最简单的分子分型方法是根据 *H3F3A-K27M* 突变状态将 DIPG 分为 *H3F3A-K27M* 突变型和野生型。*H3F3A-K27M* 存在于 70% 左右的 DIPG 患者中，可以导致整个基因组低甲基化，影响全基因组的基因表达。临床上 *H3F3A-K27M* 突变型的 DIPG 患者预后明显比野生型差，根据 Khuong-Quang D. A 等的报道，前者的平均生存期为（0.73 ±0.48）年，后者平均生存期为（4.59±5.55）年。通过基因拷贝数变异分析发现，*H3F3A-K27M* 突变型 DIPG 中存在高频的 *PDGFRA* 和 *PVT-1/MYC* 拷贝数目增加，而野生型肿瘤中则存在高频的 *MYCN* 拷贝数增加。

H3K27M 突变型 DIPG 可以进一步分为 *H3F3A-K27M* 突变型和 *HISTH3B/C-K27M* 突变型。其中 *H3F3A K27M* 突变的脑干胶质瘤具有以下特点：①好发年龄为 6 ～ 7 岁；②依据表达谱芯片聚类分析属于神经前体 / 少枝胶质细胞型（proneural/

oliogdentroglial phenotype）；③发生脑内转移的概率高并且发生转移的时间早，Castel 等发现 *H3F3A-K27M* 突变型 DIPG 中抑制转移的基因表达下调，在 15 例经 MRI 证实存在脑内多发转移（软脑膜，丘脑、额叶、侧脑室室管膜下等部位）的晚期 DIPG 患者中有 14 例为 *H3K27M* 突变型；此外，Canetti 和 Hamid 等的尸检研究显示 DIPG 早期在影像学、组织病理学呈正常表型的远隔部位（额叶）转移；④对放疗的效果反应差，仅 55.3% 的患者可以从放疗中获益，复发早；⑤通常伴有 *ATRX* 突变以及 PDGFRA 扩增或突变；⑥预后差，中位生存期 9.2 个月。*HISTH3B/C* 突变型 DIPG 的特点是：①好发于 3 岁以下的儿童；②基因表达谱聚类分析呈促血管生成 / 低氧表型（pro-angiogenic/hypoxic phenotype）；③放疗效果好，约 85% 的患者可以从放疗中获益；④通常伴有 *ACVR1* 突变；⑤中位生存期 15 个月；⑥ MRI 上呈现大面积瘤内坏死核心和显著的细胞外水肿。

（2）根据甲基化谱分型

Pawel Buczkowicz 等根据 DNA 甲基化谱的分析结果将 DIPG 分成了 3 种亚型，分别是静默型（slient 型）、*MYCN* 型和 *H3-K27M* 型。这一分型得到了染色体结构变异分析、基因突变分析、基因表达谱分析及临床资料的验证。静默型 DIPG 具有相对稳定的基因组，基因突变的频率显著低于 *MYCN* 型和 *H3-K27M* 型。在他们的研究中，所有组织病理为低级别胶质瘤的 DIPG 均为静默型。静默型 DIPG 患儿的平均年龄 [（4.81±1.64）岁] 显

著低于非静默型 [（6.89±2.62）岁]。表达谱分析发现，静默型 DIPG 中存在 WNT 通路及 *MDM2*、*MSMP*、*ADAM33* 等基因的过表达。在静默型 DIPG 中 44.4% 的肿瘤存在 *K27M-H3F3A* 或 *K27M-HIST1H3B* 突变。静默型 DIPG 中不存在酪氨酸受体激酶（RTKs）的扩增，这意味着 RTKs 抑制剂对该类 DIPG 亚型可能无效。虽然存在这种显著性差异，但是静默型 DIPG 患儿的生存期和另外两种类型之间没有统计学差异。

MYCN 型 DIPG 存在 2 号染色体短臂碎裂，导致 *MYCN* 和 *ID2* 基因拷贝数扩增并伴随过表达，其中 *MYCN* 的表达水平为 *H3-K27M* 型的 4 倍、静默型的 8 倍；*ID2* 的表达水平为 *H3-K27M* 型的 2.5 倍、静默型的 5 倍。*MYCN* 型 DIPG 基因组表现出高甲基化，临床上该型 DIPG 的组织病理类型多为高级别胶质瘤。但是 *MYCN* 型 DIPG 中未发现恒定的基因突变，因此 RTKs 抑制剂和抗组蛋白药物对 *MYCN* 型 DIPG 的治疗极有可能无效。

H3-K27M 型 DIPG 存在高频的组蛋白 H3 编码基因突变（*H3F3A*、*HIST1H3B*、*HIST1H3C*），这一类型的 DIPG 基因组极不稳定。端粒替代延长机制（alternative lengthening of telomeres，ALT）仅存在于 *H3-K27M* 型 DIPG 中，存在 ALT 的肿瘤发病年龄较大。*PVT1, MYC, PDGFRA* 等基因的扩增也仅见于这组肿瘤中。该组肿瘤 *TP53* 的突变频率明显高于其他两组（67.9% *vs.* 33.3%）。综合以上特点，针对 *H3-K27M* 型 DIPG 的治疗难以通过针对某一成瘤机制的单一药物来完成，需要多药联合

应用才能取得效果。

22. 儿童 DIPG 的均一性、异质性与立体定向活检和尸检

对 DIPG 有一个全面的动态的认识是精准的治疗关键。因此实现精准治疗必须考虑到瘤内异质性和肿瘤演化的问题。事实上关于这两个问题的猜想和争论早在 20 世纪 80 年代就已经开始了。当时 Epstein 反对开展立体定向活检的一个主要论据就是活检所获取的微量的组织不能够反应肿瘤的整体性质。然而由于 DIPG 患者肿瘤样本难以获取及组织病理本身的局限性，直到近几年随着二代测序技术、生物信息分析及尸检的开展，这两个问题才得到科学的解答。这些研究结果回答了两个主要问题，第一，立体定向穿刺活检的微量样本能不能代替肿瘤的整体性质？第二，尸检样本能不能反映肿瘤最初的性质？同时也为今后设计新的治疗方案提供了具有重要参考价值的信息。

（1）DIPG 在组织病理层面存在显著的瘤内异质性

一项包括 9 例典型 DIPG（其中 7 例为 *BSG-H3K27M*）的尸检研究显示：所有的 DIPG 均具有显著的瘤内异质性，即同时存在 WHO Ⅱ - Ⅳ级的区域；令人意外的是，其中高达 56% 的 DIPG 内部可以见到 WHO Ⅰ级的毛细胞型星形细胞瘤和室管膜下瘤区域。Nikbakht 等人的尸检研究中同样发现，1 例 DIPG 相邻的两个区域病理诊断分别为 WHO Ⅱ级星形细胞瘤和Ⅳ级的胶

质母细胞瘤，同样的现象在 Hoffman 等人的研究中也有所描述。
DIPG 组织病理层面的异质性为做出正确的病理诊断，尤其是根
据少量的活检样本做出正确诊断，提出了严峻的挑战，同时也
在一定程度上揭示了为何 DIPG 的组织病理类型和级别无法判断
预后。

（2）DIPG 在分子病理层面既有均一性又有异质性

① 主要驱动基因的均一性

Hoffman 和 Hamid 等对 DIPG 尸检样本进行多部位取材的
测序研究显示：与幕上 *IDH1* 突变型胶质瘤不同，*H3K27M* 突
变型 DIPG 的主要驱动基因突变（主要包括：*H3F3A-K27M*，
HIST1H3B/C-K27M，*TP53*，*PPM1D*，*ACVR1*，*PIK3R1*）存在于
每个肿瘤细胞中（包括脑桥，临近的中脑、延髓和小脑及远隔部
位如额叶和室管膜下等部位的肿瘤细胞），而且在疾病的发展变
化中是保持不变的，这意味着 DIPG 的关键驱动基因具有时间和
空间的一致性。因此，立体定向穿刺活检在明确病理诊断、判断
预后（具有 *H3K27M* 突变和 *H3K27* 野生型的肿瘤具有截然不同
的预后，*H3F3AK27M* 和 *HIST1H3B/C K27M* 突变之间具有截然
不同的预后）和指导治疗方案选择（如选择针对 *H3K27M* 的免疫
疗法、组蛋白去乙酰化酶抑制剂、组蛋白去甲基化酶 JMJD3 抑
制剂、*BRD4* 抑制剂、*PPM1D* 小分子抑制剂等）方面具有重要
的意义。同样，尸检样本中仍然保留着 DIPG 的起病之初的原始
信息。DIPG 关键驱动基因的时间和空间一致性也提示根据分子

病理进行诊断要比根据微量样本的组织病理诊断结果更为可靠。

②其他关键基因的异质性

H3K27M 突变型儿童 DIPG 的主要驱动突变具有时间和空间分布的一致性（homogeneity），Hoffman 和 Hamid 等同时也注意到其他一些存在空间异质性的基因突变或拷贝数变异，如 *PDGFRA* 突变或扩增，*ATRX* 突变，*BCOR* 突变，*MYC* 突变，*PTEN* 突变及 *PIK3CA* 突变等。这些亚克隆的突变代表了 DIPG 内部不同区域之间不同的进化路线（evolution route），如 *PIK3CA* 多数存在于 WHO Ⅳ级的区域，推测是肿瘤细胞进化过程中获得 *PIK3CA* 突变，从而诱导肿瘤内部新生血管的形成，参与肿瘤局部的恶变。

③携带不同基因突变的细胞亚群在功能上相互协作促进肿瘤发展

新近，Mara Vinci1 等在空间异质性的研究基础上有更进一步的发现，即 DIPG 不仅仅存在区域化差异的基因突变谱，而且在每个区域内部还同时存在不同的亚克隆。这些亚克隆共存，并且相互协作来维持肿瘤的发生和发展。如肿瘤内＜1%的组蛋白 H4K20 甲基转移酶 *KMT58*（*SUV420H1*）突变，可以抑制 DNA 损伤修复，增强 DIPG 的侵袭和迁移能力。该发现提示儿童 DIPG 如同一个由多种细胞组成的社会有机体，其中每一种细胞亚群都具有相应的分工，肿瘤作为一个整体通过不同细胞亚群的相互合作获得生存发展并应对各种治疗方式。此外，通过

KMT58（SUV420H1）突变的例子可以发现，低频突变同样可以发挥重要作用，因此在对 DIPG 进行测序和后续突变谱分析的时候应该注意避免遗漏这些关键低频突变的信息。

23. DIPG 的"临近侵犯""远隔转移"与局部/全脑放疗

虽然 DIPG 肿瘤的主体位于脑桥，但是临床实践中发现多数 DIPG 会累及脑干的多个节段，如向上侵犯中脑，向下侵犯延髓，部分患者肿瘤还会侵犯到丘脑及小脑。Caretti 等人的 DIPG 尸检研究显示，DIPG 发生累及中脑和延髓的比例为 63%，累及小脑的比例为 56%，累及中脑－丘脑的比例为 56%，额叶转移的比例为 25%，幕上软脑膜播散的比例为 25%，侧脑室室管膜下区域转移的比例为 62.5%。此外临床上也观察到部分患者会存在椎管内转移，具体发生率目前尚无确切报道。

DIPG 对中脑、延髓及小脑等临近部位的直接侵犯是脑桥肿瘤体积增大之后的自然结果吗？如果根据 MRI 上的直观印象，这一问题的答案是肯定的。然而 Vinci 的研究显示 DIPG 的细胞在起病早期便出现远处转移，中脑和延髓等部位的肿瘤细胞与脑桥部位肿瘤的基因突变谱之间呈现分支进化（branched evolution）而非直线进化（linear evolution）的关系。因此，MRI 上所见的累及脑桥、中脑、延髓的弥散一体的肿瘤有可能并非是以脑桥为中心向周边扩张形成的，而是脑桥、中脑和延髓的肿瘤各自生长、并随着体积增大逐渐融合形成的。我们在也曾遇到尚未融合相互独立的两个病变（图 20）。同样，远隔部位的转移同样发生在疾病的早期，部分幕上转移病灶早期在 MRI 上无法显示。这些隐匿的早期转移灶是否是肿瘤复发的根源？是不是需要重新考虑将 DIPG 定义为一个中枢神经系统内的弥散性病变？是不是需要早期进行全脑放疗？这些问题是研究者们进一步改善 DIPG 预后需要回答的问题。

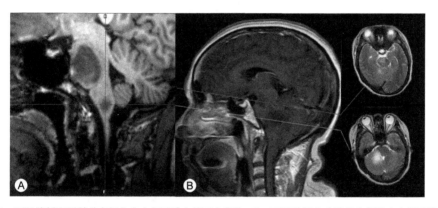

A：可见脑桥和延髓处空间分布上相互独立的两个病灶；B：可见脑桥和中脑处空间分布上相互独立的两处病灶。

图 20　MRI 检查（彩图见彩插 14）

关于 DIPG 细胞早期转移的机制，作者基于文献和临床观察与基础研究也有一些猜想：目前的多数研究支持 DIPG 起源于桥脑神经前体细胞（neural stem cell）或少枝胶质细胞的前体细胞（oligodendrocyte progenitor cell）与脑桥出生后的髓鞘形成过程受阻有关，既然如此那么这些前体细胞在形成髓鞘的过程中可能本身就存在沿着白质纤维束的迁移（比如从脑桥到丘脑或额叶等），发生瘤变后的前体细胞并不是获得额外的迁移能力而是按照既定的迁移路线继续完成这个迁移过程而已。希望未来能够得到验证。

24. 放疗目前仍然是儿童 DIPG 的标准治疗方案

放疗目前仍然是儿童 DIPG 的标准治疗方案。既往认为放疗可以短暂地缓解患者的临床症状，无法延长总生存期，然而我们的随访数据显示未经治疗的儿童 DIPG 患者中位生存期仅 3.6 个月，而接受标准放疗的患者中位生存期为 9.1 个月，说明放疗可以延长几个月的总生存期。我们所观测到的放疗后症状缓解期为 3～4 个月。在症状缓解期内，部分患者脑干形态可恢复正常，临床症状可全部消失。亦有部分患者对放疗并不敏感，放疗前后肿瘤大小及患者的临床症状无显著变化。同时应该注意部分患者放疗后可能较严重的并发症而加重病情，因此，要注意肿瘤的局部变化和患者的全身反应，根据患者情况适当调整治疗方案。影响肿瘤对放疗敏感性的因素目前尚不完全清楚，本团队发现的 *PPM1D* 突变与肿瘤对放疗的抵抗相关。

放疗分为常规放疗和分割放疗，后者又分为超分割放疗和低分割放疗。三维适形调强等放疗技术可以实现控制放疗的靶区和剂量。然而，尽管放疗技术不断进步，目前为止所有 DIPG 患儿接受放疗一定时间后均会出现病情进展或复发，这也是长久以来困扰神经外科及放疗科医师的难题。

关于放疗时机的选择，对于 *H3K27M* 突变型 DIPG 建议尽早进行，对于肿瘤体积较大造成脑积水或者肿瘤内部出现大面积强化坏死区域者，可考虑先行分流手术缓解脑积水或减瘤手术后再行放疗。如前所述对于部分患者减瘤手术后放疗可在标准放疗的基础上延长 2～3 个月的生存期。国外研究表明首次放疗后进展的 DIPG 可以考虑再次放疗，时间依据患者的全身状况而定，再次放疗可以在一定程度上缓解患者的临床症状并延长生存期，且不良反应在可接受的范围内，但由于样本量有限，需进一步验证。

25. 现有化疗方案无法延长儿童 DIPG 的总生存期

儿童 DIPG 的化疗已有 40 多年的历史，但其化疗反应率低，疗效差，目前的研究大多数局限在 I／II 期研究，至今没有一种化疗方案证实对儿童 DIPG 有着确切的效果。目前儿童 DIPG 化疗主要存在两个难点：第一，由于血脑屏障的存在，化疗药物往往不能在肿瘤局部区域形成有效的药物浓度；第二，肿瘤异质性及耐药性的存在使化疗药物往往难以奏效，这种耐药性是肿瘤内在的特性，也可能是获得性的。联合化疗是目前常采用的方案，可以在一定程度上减少肿瘤耐药现象的发生，如 PCV（丙卡巴肼＋洛莫司汀＋长春新碱）方案、白消安加噻替哌方案、环磷酰胺联合依托泊苷方案等，其确切的效果还有待进一步研究证实；增加化疗药物的剂量是否可提高疗效目前还不明确，但可以肯定的是增加化疗药物剂量后不良反应更明显，往往需要自体骨髓移植支持治疗。

替莫唑胺（temozolomide，TMZ）是第二代烷化剂，口服具有良好的生物利用度和中枢神经系统通透性，不良反应较轻，无累积毒性，耐受性好。替莫唑胺同步放化疗 +TMZ 辅助化疗可以显著改善成人幕上胶质母细胞瘤的预后，尤其是对存在甲基鸟嘌呤甲基转移酶（O6-methylguanine-DNA methyl transferase，MGMT）启动子甲基化的患者。原因在于 MGMT 可以对抗 TMZ 对 DNA 的烷化作用，MGMT 启动子甲基化会造成基因失活，在缺乏 MGMT 的情况下，甲基化的 DNA 接受射线照射后发生严重的损伤诱导细胞进入凋亡程序。但是，美国儿童肿瘤协作组（children oncology group，COG）的 Ⅱ 期临床试验发现，TMZ 同步放化疗 +TMZ 辅助化疗方案并不能改善 DIPG 的预后。原因在于 DIPG 中存在多种形式的对抗 TMZ 烷化作用的机制。首先是 MGMT，免疫组化显示部分 DIPG 中存在 MGMT 的正常表达。其次是多腺苷二磷酸核糖聚合酶 -1（poly ADP-ribose polymerase-1，PARP1）过表达，PARP1 可以识别 TMZ 或放射线造成的 DNA 损伤，启动修复机制，PARP1 的过表达可以导致 DIPG 对放化疗和 TMZ 化疗抵抗。*PPM1D* 和 *TP53* 突变是另外一种机制，正常情况下 *PPM1D* 和 *TP53* 可以调控细胞周期检测点蛋白，发生 DNA 损伤的细胞无法通过检测点进入细胞周期进行分裂，从而发生凋亡。但是突变体 PPM1D 和 TP53 蛋白导致细胞周期检测点功能异常，无法阻止携带严重 DNA 损伤的细胞进入细胞周期并启动凋亡程序，所以即便发生严重的 DNA 损伤，癌细胞仍然会持续分裂。

此外，不同的给药方式和途径会影响脑干胶质瘤的化疗效果，局部给药是近年来研究的热点，即在肿瘤局部直接给药，可以避开血脑屏障，提高肿瘤局部的药物浓度，并且可以减轻药物的全身不良反应，是一种应用前景非常广阔的给药途径，主要包括瘤腔内化疗和增强对流输送。

26. 儿童 DIPG 的临床前模型

包括患者来源细胞系及原位移植动物模型的临床前模型，在研究胶质瘤发病机制和开发新型治疗方法中扮演着极为重要的角色。而脑干胶质瘤目前由于缺乏临床前研究模型也是尚无有效治疗方法的一个原因。由于脑干胶质瘤与大脑半球胶质瘤无论在基因突变特征，还是肿瘤微环境方面都存在着很大的差异，因此建立专门针对脑干胶质瘤的临床前模型，而不是简单沿用现有的大脑半球胶质瘤临床前模型，具有十分重要的意义。然而，由于脑干胶质瘤样本非常稀缺，而脑干原位立体定向注射需要非常精确的技术才能完成，脑干胶质瘤临床前模型的建立一直是一项很困难的挑战。

在有关脑干胶质瘤临床前模型的首次报道中，研究者使用鼠胶质瘤细胞系如 F98 和 C6 进行同种移植，建立脑干肿瘤模型。此后，有研究使用人胶质瘤细胞建立异种移植动物模型，所使用的成人大脑半球胶质瘤细胞系可以在脑干部位形成类似于脑干胶质瘤的肿瘤团块。上述两种动物模型证明了肿瘤细胞脑干注射的可行性，建立的模型可以为肿瘤细胞提供脑干特有的微环境。然而，由于所用肿瘤细胞全部来源于人或鼠大脑半球胶质瘤，而不是脑干胶质瘤细胞，因此上述模型很难完全复制脑干胶质瘤独特于大脑半球胶质瘤的生物学特性。

Monje 等基于尸检标本，成功建立了患者来源的脑干胶质瘤细胞系和原位异种移植动物模型。有趣的是，该研究发现，不经过体外培养而直接注射患者肿瘤细胞至小鼠颅内会产生鼠源性肿瘤，而经过一段时间体外培养后再进行颅内注射的肿瘤细胞会产生人源性肿瘤。此模型的来源为患者尸检标本，因此在取材前患者通常已经接受过放疗等治疗手段，肿瘤性质很可能已经出现较大的改变，这在一定程度上影响了模型的准确性和可靠性。为了避免这个缺点，国外有多个研究尝试从患者活检样本取材。其中，Hashizume 等从脑干胶质瘤活检样本中分离出肿瘤细胞，并加入 hTERT 和荧光报告基因，在注射至脑干部位后成功形成肿瘤。迄今为止，已有多个针对脑干胶质瘤的靶向治疗方法在上述尸检 / 活检来源的模型中进行了体外和 / 或体内试验。

Becher 等使用 RCAS/TVA 系统（replication-competent avian

sarcoma-leucosis virus long-terminal repeat with splice acceptor
（RCAS）/tumor virus A（TVA））建立了脑干胶质瘤基因编辑动
物模型（genetically engineered mouse models，GEMMs）。Funato
等通过在人胚胎干细胞系统中表达 *H3.3K27M*，敲除 *p53* 缺失和
活化 PDGFRA，建立了脑干胶质瘤体外和体内模型。上述基因编
辑动物模型和胚胎干细胞模型对患者样本来源的模型有很好的补
充作用，可以成为研究脑干胶质瘤特定驱动基因的较为理想的平
台，但是也存在着不能全面反映肿瘤基因组学特征的缺陷。

在最新的研究中，Larsond 等建立了可诱导的转基因 DIPG
小鼠模型。通过在 P0 及 P1 诱导 *H3.3 K27M*、*PDGFRA*、*p53cKO*
及 *H3.3 WT*、*PDGFRA*、*p53cKO* 两个基因突变组合，小鼠自发
形成位于脑干及大脑半球的胶质瘤。相较于 H3.3 野生型组合，
H3.3 K27M 突变型组合的绝大部分自发肿瘤位于脑干部位，且荷
瘤小鼠的生存期明显缩短。表达谱及表观遗传学分析表明，该小
鼠自发肿瘤模型与患者 DIPG 肿瘤组织的特征相似。该模型的最
大特点是将免疫功能完整的小鼠诱导形成自发肿瘤，可为 DIPG
的免疫治疗提供很好的研究平台。

尽管多个研究组已开始尝试并证明了尸检或活检取材的可
行性，但是可用的脑干胶质瘤临床前模型资源相对于大脑半球胶
质瘤来说仍旧非常稀缺，尤其是按照统一标准化流程建立的数量
足够的原代培养细胞及原位异种移植动物模型。本课题组基于首
都医科大学附属北京天坛医院神经外科丰富的临床资源与技术优

势，取材于未经过治疗的患者手术及活检样本，成功建立了 8 株脑干胶质瘤原代培养细胞系，并在此基础上建立了具有人脑干胶质瘤特征的原位异种移植动物模型。

这些脑干胶质瘤原代培养细胞系从未接受过其他治疗的患者手术与活检中取材，可在体外无血清培养基条件下稳定生长和传代，并且表现出不同的细胞形态、生长速率及染色体变异类型。测序结果显示，细胞系保持了原有肿瘤样本的主要基因突变状态。此外，这细胞系表现出很强的肿瘤干细胞特性，并可在免疫缺陷小鼠脑干原位形成肿瘤。这种脑干胶质瘤原位异种移植肿瘤模型在影像学和组织病理学上都与人脑干胶质瘤具有很强的相似性。本课题组建立的脑干胶质瘤原代培养细胞系及原位异种移植动物模型不仅能为今后更深入研究疾病的发病机制提供基础，也可为未来新型治疗方法提供宝贵的体外及体内试验平台。

27. 儿童 DIPG 的发病机制

（1）*H3K27M* 突变是儿童 DIPG 的关键致病突变

对 DIPG 样本的基因组学研究，发现组蛋白 H3 基因突变发生率约占 78% ～ 89%，这其中包括编码组蛋白 H3.3 的基因 *H3F3A* 和编码组蛋白 H3.2 的基因 *HIST2H3C* 以及编码组蛋白 H3.1 的基因 *HIST1H3B* 的突变，突变位点均为 K27M，即 27 位的赖氨酸被蛋氨酸替换。通过对 DIPG 发生、发展、进化的研究发现在其发生过程中组蛋白 H3 突变为最早发生的突变，而后伴

随着 *TP53/PPM1D* 或 *ACVR1/PIK3R1* 等基因的突变，最后某些亚克隆的突变发生于 PI3K 通路。WHO 神经系统肿瘤分子病理分型亦把组蛋白突变纳入弥漫中线胶质瘤的重要分子诊断标准之一。

（2） *H3K27M* 突变导致全基因组的表观修饰重构

组蛋白的翻译后修饰（posttranslational modification, PTM）是基因表达的表观遗传学调控的重要基础。组蛋白第 27 位点的赖氨酸在组蛋白 H3 的 7 个不同变体中被认为是关键的修饰位点，既可以被甲基化也可以被乙酰化修饰。*H3K27M* 突变导致组蛋白 H3.3/H3.1 第 27 位的氨基酸由赖氨酸替换为蛋氨酸，而蛋氨酸则无法被甲基化修饰。更为重要的是，尽管 *H3K27M* 突变体仅占全部组蛋白 H3 的 10% 左右，却可以导致细胞内 H3K27me3 含量的整体下降。H3K27me3 总体水平明显降低和基因组 DNA 低甲基化是携带 *H3K27M* 突变的儿童 DIPG 的典型表观遗传学特征。

（3） *H3K27M* 突变导致全基因组表观修饰重构的机制

DIPG 细胞通过 *H3K27M* 突变使得表观遗传学修饰重新编程，造成癌基因的过度表达和抑癌基因沉默，共同促进肿瘤生长。对于在 DIPG 中 *H3K27M* 突变蛋白如何导致全基因组的表观修饰重构，目前存在两种理论。

一种理论认为组蛋白 *H3K27M* 突变后，27 位蛋氨酸与 H3K27 甲基化酶——多梳蛋白抑制复合体 2（polycomb repressive complex 2，PRC2）的结合能力异常增加，导致 PRC2 被"囚禁"在突变蛋白位置，不能发挥其正常功能，引起基因组 *H3K27me3* 水平的明显降低，*H3K27me3* 作为基因表达的抑制性修饰，其降低会导致该基因的表达增加，这其中包含了众多的癌基因。然而，在某些基因的启动子区域却发现了 *H3K27me3* 和 *EZH2* 水平的明显升高（具体机制尚不清楚），深入的研究发现这些因为 *H3K27me3* 修饰水平增加而表达受抑制的基因中包含了抑癌基因 *p16Ink4A*。

另一种理论认为，构成一个核小体的八聚体由突变的组蛋白 H3K27M 与乙酰化修饰的野生型组蛋白 H3K27ac 共同构成，因此突变组蛋白促进了基因组 *H3K27ac* 水平的增加，H3K27ac 作为超级增强子的标记，可以促进该基因的表达，这其中包括了众多癌基因。

（4）儿童 DIPG 的发病与出生后桥脑髓鞘形成相关

儿童 DIPG 的发病年龄集中在 6～7 岁，这个时间窗极窄，正好与出生后桥脑髓鞘形成时期相吻合。神经前体细胞（neural progenitor cell, NPC）和少突胶质细胞前体细胞（oligodendrocyte progenitor cell, OPC）的增殖及分化与髓鞘形成密切相关。我们及其他研究组发现 80% 的 DIPG 表达 NPC 和 OPC 的标志物，如 Nestin，Vimentin，Sox2，Olig2，PDGFRA 等，其中 Olig2 的表达可以完全阻断 DIPG 原代细胞的分化，而且只有 Olig2 阳性的原代细胞才能在小鼠体内成瘤。以上现象提示 DIPG 的发生可能与 NPC 或 OPC 分化受阻和异常增殖相关。除了 *H3K27M* 突变之外，DIPG 常见的遗传改变还包括：*TP53*，*PPM1D*，*ACVR1* 突变及 *PDGFRA* 扩增或突变。Funato 等通过导入外源性 *H3.3K27M* 和 *PDGFRA* 并沉默 *TP53*，成功地将人胚胎干细胞来源的 NPC 转变成 DIPG 样肿瘤细胞，并且可以用转变后的 NPC 建立小鼠 DIPG 模型。然而值得注意的是，相同的方法却无法诱导胚胎干细胞或者分化成熟的少突胶质细胞或星形细胞转变成肿瘤细胞。另外，Mariella 等对 DIPG 肿瘤组织进行单细胞 RNA 测序发现，与其他肿瘤不同 DIPG 主要由 OPC 样细胞构成，而分化程度较高的恶性细胞仅仅占 DIPG 的一小部分。OPC 样细胞具有较强的增殖和传代能力，而且它的生长动力至少一部分来自 PDGFRA 信号通路。以上证据提示儿童 DIPG 是出生后桥脑髓鞘形成阶段，髓鞘形成的前体细胞（NPC 或 OPC）发生 *H3K27M* 突变，导致 NPC 或 OPC 发生表观修饰重构，激活癌基因过表达同时抑制抑癌基因表达，导致 NPC 或 OPC 分化受阻并异常增殖形成的疾病。

28. 针对组蛋白突变的临床前药物治疗

参与组蛋白 H3K27 位点翻译后修饰的众多因子，在 DIPG 的发病中发挥了重要作用，相应的各种小分子抑制剂在临床前实验中对 DIPG 显示出一定的治疗作用，被应用于携带组蛋白 H3 突变 DIPG 的治疗。

（1）EZH2 抑制剂和 BMI1 抑制剂

EZH2 作为 PRC2 复合体的重要组分，参与了 H3K27 位点的甲基化修饰过程。在 DIPG 中，重要的抑癌基因 *p16INK4A* 的启动子区存在组蛋白 H3K27me3 修饰的增加，使得其基因表达受到表观调控的抑制，而应用 EZH2 抑制剂 GSK343 或 EPZ6438 后，p16 表达量出现增加，起到抑制 DIPG 生长的作用。

经典型 PRC1 复合体（canonical PRC 1 complex）可以结合到存在 H3K27me3 修饰的位点上，并参与了异染色质形成过程以及抑制 RNA 聚合酶 II（RNA Pol II）的功能。BMI1 是 PRC1 复合体的重要组分之一，应用其抑制剂 PTC209 也显示出对 *H3K27M* 突变 DIPG 的抑制作用。

（2）组蛋白去甲基化酶 JMJD3 抑制剂 GSKJ4

组蛋白 H3K27 的甲基化修饰是由 EZH2 催化，而去甲基化由 JMJD3 和 UTX 催化。在 DIPG 中 *H3K27M* 突变导致 H3K27me3 水平明显下降，因此应用 JMJD3 抑制剂来抑制去甲基化过程，可以起到维持 H3K27me3 水平的作用，从而抑制 DIPG 细胞的生长。

（3）组蛋白去乙酰化酶 HDAC 抑制剂 Panobinostat

在 14 株 DIPG 细胞系中通过对 83 种化合物的筛选，发现组蛋白去乙酰化酶抑制剂 panobinostat 显示出良好的抗肿瘤作用，且与去甲基化酶抑制剂 GSKJ4 存在一定的协同作用。Panobinostat 的作用机制研究认为药物处理后降低了组蛋白

H3K27ac 的修饰，使得肿瘤细胞存活所依赖的重要基因失去超级增强子（Super Enhancer, SE），表达下调，造成肿瘤细胞凋亡。

（4）BRD4 抑制剂 JQ1

组蛋白 H3K27M 突变的致病机理研究认为突变组蛋白和 H3K27ac 修饰的组蛋白共同组成核小体，而 *H3K27ac* 作为超级增强子（SE）的标记，可以增加众多癌基因的表达。而 BRD4 作为 H3K27ac 修饰的读取器，共同促进了此类癌基因的转录过程。应用 BRD4 抑制剂 JQ1 可以降低这类癌基因的表达，这其中包括 Sonic Hedgehog 通路的基因 *GLI2*。而应用 CDK7 抑制剂 THZ1 与应用 BRD4 抑制剂类似，同样降低了众多具有 SE 的基因的表达水平，更进一步支持 SE 参与了重要癌基因的转录调控，抑制这类基因的表达可以显著抑制肿瘤的生长。

29. 针对 PPM1D 及 P53 的靶向治疗

依赖性蛋白磷酸酶 1（protein phosphatase magnesium-dependent 1 delta，PPM1D）也称为野生型 P53 诱导的磷酸酶 1（wild type p53-induced phosphotase 1, WIP1），是一种丝氨酸 - 苏氨酸蛋白磷酸酶；PPM1D 在包括乳腺癌、胰腺癌等多种肿瘤中存在扩增突变。

我们通过全外显子测序发现蛋白磷酸酶基因 *PPM1D* 位于 6 号外显子 C 端的无义突变（简称截短突变）在脑干胶质瘤中发生率较高。既往研究显示，此类型突变在其他系统的肿瘤中同样存在。在正常组织中，PPM1D 因 DNA 受到损伤而激活，通过其丝氨酸 / 苏氨酸磷酸酶活性，直接减少抑癌基因 *P53* 磷酸化；或通过 P38-MAPK、ATM、Chk1/2、MDM2 等与细胞应激反应控制相关的信号通路，间接减少 *P53* 磷酸化，减少细胞对于 DNA 损伤的响应，减少细胞凋亡；而 *P53* 活性降低对于 PPM1D 亦会产生负反馈效应，从而使细胞保持稳态，在细胞周期调控，炎症反应，衰老，癌变的信号通路调控中的发挥重要作用；而 PPM1D 高表达会破坏此种负反馈效应。

而无义突变产生的截短型 PPM1D 蛋白缺少 C 端降解结构域，蛋白半衰期延长，使其对包括 P53、ATM 在内的底物去磷酸化作用增强，下调 DNA 损伤应激和细胞周期阻滞相关信号通路的活性，使细胞增殖增加、凋亡减少，提高肿瘤对放疗和化疗的耐受程度，从而促进肿瘤的发生和进展。另一方面，*PPM1D* 双缺失小鼠可抵抗由 RAS/ERBB2/MYC 引起的胚胎成纤维细胞恶性变致死，所以 *PPM1D* 是某些原癌基因产生表型的必需元件之一。通过对同一 DIPG 不同位置的肿瘤样本进行测序分析，结果提示 *PPM1D* 截短型突变可能与 DIPG 中另一种高频突变 *H3.3K27M* 一道，作为 DIPG 的驱动突变诱导某一亚群的肿瘤细胞形成。结合我们对于脑干胶质瘤患者的外显子测序及临床随访结果，进一步表明 *PPM1D* 截短型突变在 DIPG 的发生及病情进展中可能发挥重要的作用。

有一种小分子抑制剂 GSK2830371（简称 GSK）可以特异性

抑制 PPM1D 磷酸酶活性，增加 P53 磷酸化并逆转由 PPM1D 过表达引起的化疗抵抗。目前发表的临床前实验列举见表 1：

表 1 发表的临床前实验

序号	作者	单位	杂志及发表时间	研究结论
1	Josephine D.Kahn 等	哈佛医学院布莱根妇女医院	Blood 2018 年 6 月	接收化疗的患者携带 PPM1D 截短突变比例升高，携带截短突变的细胞能耐受化疗药物；GSK 通过激活 P53 引起突变细胞死亡、增加化疗药物敏感性
2	Jing Wen 等	美国 Aflac 癌症与血液疾病中心	Oncogene 2016 年 10 月	在小鼠内过表达 Wip1 会增加 Sonic Hedgehog（Shh）通路诱导的髓母细胞瘤发病率并减少带瘤生存期。体外 GSK 可以增强 Shh 通路抑制剂活性，从而抑制髓母细胞瘤生长
3	Arman Esfandiari 等	英国纽卡斯尔大学北方癌症研究所	Molecular Cancer Therapeutics	GSK 可以增强多种 P53 野生型细胞系对于 MDM2 抑制剂的敏感性
4	Chiao-En Wu 等		British Journal of Cancer	与 3 出自同一实验室。GSK 通过增加 P53 的稳定性以增强 MDM2 抑制剂对于皮肤黑色素瘤细胞的生长抑制

30. 儿童 DIPG 的免疫治疗

（1）中枢神经系统中是存在免疫反应的，全身其他肿瘤中存在的一些免疫逃避机制在胶质瘤中也普遍存在既往认为中枢神经系统是免疫豁免器官，这意味着免疫反应在中枢神经系统中是失活的。然而，大量的临床观察和实验表明，中枢系统的免疫豁免是有限的，在中枢神经系统中是存在免疫反应的。这为胶质瘤患者开展免疫治疗提供理论依据。在全身其他肿瘤中存在的一些免疫逃避机制在胶质瘤中也普遍存在。

（2）抗 PD-1/PD-L1 免疫治疗在脑干胶质瘤中效果可能不佳

针对 PD-1/PD-L1 和 CTLA-4 的免疫卡控点治疗作为一种新型免疫治疗模式，近年来在恶性黑色素瘤、肺癌、膀胱癌和恶性淋巴瘤等肿瘤中取得较大成功。鉴于 PD-L1 在恶性胶质瘤存在较高比例的表达，多个针对胶质瘤患者的抗 PD1/PD-L1 I/Ⅱ 期临床试验得以开展。一项针对脑干胶质瘤的 PD-1 治疗临床试验正在以色列得以开展（Pidilizumab, NCT01952769），初步结果显示：脑干胶质瘤患者抗 PD-1 治疗尽管较为安全，但效果有限。这与幕上胶质瘤抗 PD-1 治疗临床试验结果类似。目前较多研究显示：抗 PD-1/PD-L1 治疗一般在高突变负荷和高炎症细胞浸润的肿瘤，即免疫微环境较"热"的肿瘤中效果较好。包括脑干胶质瘤在内的脑恶性胶质瘤大多突变负荷低且炎症细胞浸润少，是一种免疫微环境较"冷"的肿瘤。如何改变或重设脑干胶质瘤的免疫微环境，从而提高抗 PD1/PD-L1 治疗效果，值得进一步研究。

（3）针对脑干胶质瘤疫苗和细胞免疫治疗在动物试验中取得显著疗效，需要进一步临床研究以验证

目前脑干胶质瘤免疫治疗研究主要集中在 3 个方面：①细胞免疫治疗：通过输入胶质瘤相关抗原活化的 T 细胞、针对肿瘤特异靶点的嵌合抗原受体（chimeric antigen receptor，CAR）修饰 T 细胞（CAR-T）和基因编辑 T 细胞受体（gene modified TCR）修饰 T 细胞（TCR-T）来直接杀伤肿瘤细胞；②疫苗治疗：利用肿瘤相关抗原（tumor associated antigen，TAG）、肿瘤特异抗原（tumor specific antigen，TSG）、热休克蛋白结合肿瘤抗原肽和以树突状细胞提呈胶质瘤抗原来提高主动免疫力，从而间接杀伤肿瘤细胞；③针对免疫调控点治疗：通过改变或重设脑干胶质瘤的免疫微环境，从而提高抗 PD1/PD-L1 治疗效果。其中，针对脑干胶质瘤特异突变 H3F3A-K27M 的肽疫苗和 TCR-T 治疗以及针对 GD2 靶点的 CAR-T 治疗已在动物实验中取得显著疗效，这提示免疫治疗在治疗脑干胶质瘤具有较好的前景，但需要进一步临床试验以确定。

31. 儿童 DIPG 开展基因治疗的前景

与免疫治疗一样，基因治疗也是肿瘤治疗的研究热点之一。在过去的十几年中，很多肿瘤研究者试图通过向肿瘤细胞导入具有治疗作用的遗传物质来获得理想的治疗效果。其中的一些治疗方法已经在临床前动物模型中取得了令人鼓舞的成果，并在 I 期

临床试验得到了良好的安全性评价。虽然目前并没有专门针对脑干胶质瘤的基因治疗研究，但是针对其他肿瘤的研究对脑干胶质瘤的研究具有一定的指导意义。一方面，基因治疗中涉及的一些具体理论和方法，诸如基因载体的制备和应用、效应基因的选择和运用、治疗效应对目标细胞的作用方式等，在包含脑干胶质瘤在内的各种肿瘤治疗和研究中是相近的；另一方面，脑干胶质瘤具有独特的临床特性、组织病理学及分子病理学特点，迫切需要效果优良、安全性好的新型治疗手段出现。这些因素使得我们有必要对脑干胶质瘤进行基因治疗的研究尝试。

基因治疗的研究方向包括：①自杀基因疗法，即向肿瘤细胞导入的基因能够表达足以激活非活性药物前体的酶，进而催化生成足以杀死肿瘤细胞的药物；②溶瘤病毒疗法，即通过病毒复制和病毒诱导的细胞裂解，引发多重连续步骤：病毒颗粒的释放，感染和细胞溶解；③细胞周期和凋亡调控，即向肿瘤细胞导入突变失活的细胞周期调控或凋亡机制相关基因，恢复肿瘤细胞正常的细胞周期和凋亡通路活性；④免疫调控疗法，即通过导入基因提高局部特定细胞因子的表达，促进抗原提呈等免疫环节的活性，激活免疫系统来对肿瘤产生抑制或杀伤效果；⑤辅助放化疗，即导入的基因能够表达出提高放化疗效果的产物，进而实现提高治疗效果的目的。

32. DIPG 相关的临床实验

截至 2018 年 10 月 31 日，在 https：//clinicaltrials.gov/ 共可检索到 36 项有关脑干胶质瘤的临床试验。全部临床试验都为 I 期或 II 期临床试验，其中 I 期占到半数以上，说明脑干胶质瘤相关临床试验起步较晚，所用的干预手段也处于相对早期的阶段。根据所用的干预手段，36 项临床试验可以分为以下几类：

（1）组蛋白去乙酰化酶抑制剂

Grasso 等于 2015 年通过药物筛选的方法，发现组蛋白去乙酰化酶（histone deacetylase inhibitor，HDAC）抑制剂可以抑制脑干胶质瘤细胞系的生长，并在小鼠模型中验证了该抑制剂的有效性。目前有 4 项临床试验使用了 2 种不同的 HDAC 抑制剂 Panobinostat 和 Vorinostat，其中两项临床试验合并使用了 mTOR 抑制剂。值得一提的是，NCT03566199 使用了 HDAC 抑制剂 Panobinostat 的纳米微粒配方形式 MTX110，并结合使用对流增强给药（convection-enhanced delivery，CED）的方式以使药物在肿瘤内能够更加有效地聚集。

（2）RTK/ mTOR 抑制剂

多项脑干胶质瘤临床试验采用受体酪氨酸激酶（receptpr tyrosine kinase，RTK）和 / 或哺乳动物西罗莫司靶蛋白（mammalian target of rapamycin，mTOR）抑制剂作为干预手段。前者主要包括表皮生长因子受体（epidermal growth factor receptor，EGFR）抑制剂 Nimotuzumab、ABT-414、Erlotinib、Erbitux 及

多靶点 RTK 抑制剂 Dasatinib 等，后者主要包括 Everolimus、Temsirolimus、GDC-0084 等。

（3）细胞周期蛋白依赖性激酶 4/6（CDK4/6）抑制剂

细胞周期蛋白依赖性激酶 4/6（CDK4/6）是调节细胞周期的关键因子，能够使细胞周期从生长期（G1 期）向 DNA 复制期（S1 期）转变，而 CDK4/6 抑制剂可将细胞周期阻滞于 G1 期，因而产生抑制肿瘤增殖的作用。共有 4 项临床试验分别使用了 CDK4/6 抑制剂 Ribociclib 和 Abemaciclib，其中两项合并使用了 mTOR 抑制剂 Everolimus。

（4）免疫治疗

免疫治疗以多种形式被应用于脑干胶质瘤临床试验，可根据不同的机制分为以下几大类：①免疫检查点抑制剂：多项临床试验采用程序性死亡受体 1（programmed death 1，PD-1）抑制剂如 REGN2810，Nivolumab，Pembrolizumab 等，以及细胞毒性 T 淋巴细胞抗原 4（cytotoxic T-lymphocyte antigen 4, CTLA-4）抑制剂 Ipilimumab；②肿瘤疫苗：目前应用在脑干胶质瘤临床试验中的肿瘤疫苗包括 H3.3K27M 特异性多肽疫苗以及树突状细胞（DC）疫苗；③ Ad-RTS-hIL-12+veledimex：Ad-RTS-hIL-12 是一种腺病毒载体，通过单次瘤内注射并被工程化以表达 hIL-12，而 hIL-12 已经被证实是刺激靶向的抗肿瘤免疫应答的强大细胞因子。hIL-12 的表达通过口服小分子 veledimex（一种已被证明可穿过血脑屏障的激活剂配体）调控；④激动性 CD40 单克隆抗体：CD40 抗体 APX005M 可激活抗原呈递细胞（例如树突状细胞或 B 细胞）以引发肿瘤特异性 T 细胞应答；⑤免疫调节剂：包括 Pomalidomide 及 Indoximod，其中前者还具有抗血管生成作用，后者也具有抑制吲哚胺 2,3- 双加氧酶（indoleamine 2,3-dioxygenase，IDO）的作用。

（5）溶瘤病毒

应用于脑干胶质瘤临床试验的溶瘤病毒包括 DNX-2401 及呼肠孤病毒。最新研究表明，溶瘤病毒除了对肿瘤的直接杀伤作用，其在溶瘤性复制过程中也能起到免疫治疗的作用，但是具体的机制仍有待进一步研究。

（6）增强对流输送给药（convection-enhanced delivery，CED）

CED 是一种肿瘤内给药技术，能够突破血脑屏障对药物浓度的限制，达到精确给药及持续给药的目的，这种技术对于脑干胶质瘤的治疗具有极其重要的意义。NCT03566199、NCT03330197、NCT03086616、NCT01502917 等 4 项临床试验应用了 CED 技术，其中 NCT01502917 已经得到了初步结果，该试验系统验证了 CED 技术的安全性，结果发表于 2018 年 8 月的 *The Lancet Oncology* 杂志。

（7）其他干预方法

除了上述几种干预方法之外，仍有多项临床试验使用了其他多种干预手段，如 WEE1 抑制剂、BRAF 抑制剂等。

中国医学临床百家

参考文献

1. Bartels U, Hawkins C, Vézina G, et al.Proceedings of the diffuse intrinsic pontine glioma (DIPG) Toronto Think Tank: advancing basic and translational research and cooperation in DIPG.J Neurooncol, 2011, 105 (1): 119-125.

2. Jackson S, Patay Z, Howarth R, et al.Clinico-radiologic characteristics of long-term survivors of diffuse intrinsic pontine glioma.J Neurooncol, 2013, 114 (3): 339-344.

3. Mehta VS, Chandra PS, Singh PK, et al.Surgical considerations for 'intrinsic' brainstem gliomas: proposal of a modification in classification.Neurol India, 2009, 57 (3): 274-281.

4. Teo C, Siu TL.Radical resection of focal brainstem gliomas: is it worth doing?Childs Nerv Syst, 2008, 24 (11): 1307-1314.

5. 中华医学会神经外科学分会肿瘤学组, 脑干胶质瘤综合诊疗中国专家共识编写委员会.脑干胶质瘤综合诊疗中国专家共识.中华神经外科杂志, 2017, 33 (3): 217-229.

6. Jansen MH, van Vuurden DG, Vandertop WP, et al.Diffuse intrinsic pontine gliomas: a systematic update on clinical trials and biology.Cancer Treat Rev, 2012, 38 (1): 27-35.

7. Yoshimura J, Onda K, Tanaka R, et al.Clinicopathological study of diffuse type brainstem gliomas: analysis of 40 autopsy cases.Neurol Med Chir (Tokyo), 2003, 43 (8): 375-382.

8. Castel D, Philippe C, Calmon R, et al.Histone H3F3A and HIST1H3B K27M mutations define two subgroups of diffuse intrinsic pontine gliomas with different

prognosis and phenotypes.Acta Neuropathol, 2015, 130 (6) ：815-827.

9. Zhang L, Chen LH, Wan H, et al.Exome sequencing identifies somatic gain-of-function PPM1D mutations in brainstem gliomas.Nat Genet, 2014, 46 (7) ：726-730.

10. Zadeh G, Aldape K.ACVR1 mutations and the genomic landscape of pediatric diffuse glioma.Nat Genet, 2014, 46 (5) ：421-422.

11. Taylor KR, Mackay A, Truffaux N, et al.Recurrent activating ACVR1 mutations in diffuse intrinsic pontine glioma.Nat Genet, 2014, 46 (5) ：457-461.

12. Funato K, Major T, Lewis PW, et al.Use of human embryonic stem cells to model pediatric gliomas with H3.3K27M histone mutation.Science, 2014, 346 (6216)：1529-1533.

13. Fontebasso AM, Papillon-Cavanagh S, Schwartzentruber J, et al.Recurrent somatic mutations in ACVR1 in pediatric midline high-grade astrocytoma.Nat Genet, 2014, 46 (5) ：462-466.

14. Buczkowicz P, Hoeman C, Rakopoulos P, et al.Genomic analysis of diffuse intrinsic pontine gliomas identifies three molecular subgroups and recurrent activating ACVR1 mutations.Nat Genet, 2014, 46 (5) ：451-456.

15. Buczkowicz P, Bartels U, Bouffet E, et al.Histopathological spectrum of paediatric diffuse intrinsic pontine glioma：diagnostic and therapeutic implications.Acta Neuropathol, 2014, 128 (4) ：573-581.

16. Cordero F, Lewis P, Hoeman C, et al.H3.3 K27M accelerates PDGF-induced brainstem gliomagenesis in vivo.Neuro-Oncology, 2013, 15：46.

17. Chan KM, Fang D, Gan H, et al.The histone H3.3K27M mutation in pediatric glioma reprograms H3K27 methylation and gene expression.Genes Dev, 2013, 27 (9)：

985-990.

18. Bender S, Tang Y, Lindroth AM, et al.Reduced H3K27me3 and DNA hypomethylation are major drivers of gene expression in K27M mutant pediatric high-grade gliomas.Cancer Cell, 2013, 24 (5): 660-672.

19. Wu G, Broniscer A, McEachron TA, et al.Somatic histone H3 alterations in pediatric diffuse intrinsic pontine gliomas and non-brainstem glioblastomas.Nat Genet, 2012, 44 (3): 251-253.

20. Warren KE, Killian K, Suuriniemi M, et al.Genomic aberrations in pediatric diffuse intrinsic pontine gliomas.Neuro Oncol, 2012, 14 (3): 326-332.

21. Schwartzentruber J, Korshunov A, Liu XY, et al.Driver mutations in histone H3.3 and chromatin remodelling genes in paediatric glioblastoma.Nature, 2012, 482 (7384): 226-231.

22. Khuong-Quang DA, Buczkowicz P, Rakopoulos P, et al.K27M mutation in histone H3.3 defines clinically and biologically distinct subgroups of pediatric diffuse intrinsic pontine gliomas.Acta Neuropathol, 2012, 124 (3): 439-447.

23. Mackay A, Burford A, Carvalho D, et al.Integrated Molecular Meta-Analysis of 1, 000 Pediatric High-Grade and Diffuse Intrinsic Pontine Glioma.Cancer Cell, 2017, 32 (4): 520-537.

24. Hoffman LM, Veldhuijzen van Zanten SEM, Colditz N, et al.Clinical, Radiologic, Pathologic, and Molecular Characteristics of Long-Term Survivors of Diffuse Intrinsic Pontine Glioma (DIPG): A Collaborative Report From the International and European Society for Pediatric Oncology DIPG Registries.J Clin Oncol, 2018, 36 (19): 1963-1972.

25. Nikbakht H, Panditharatna E, Mikael LG, et al.Spatial and temporal homogeneity of driver mutations in diffuse intrinsic pontine glioma.Nat Commun, 2016, 7: 11185.

26. Hoffman LM, DeWire M, Ryall S, et al.Spatial genomic heterogeneity in diffuse intrinsic pontine and midline high-grade glioma: implications for diagnostic biopsy and targeted therapeutics.Acta Neuropathol Commun, 2016, 4: 1.

27. Caretti V, Bugiani M, Freret M, et al.Subventricular spread of diffuse intrinsic pontine glioma.Acta Neuropathol, 2014, 128 (4): 605-607.

28. Puget S, Philippe C, Bax DA, et al.Mesenchymal transition and PDGFRA amplification/mutation are key distinct oncogenic events in pediatric diffuse intrinsic pontine gliomas.PLoS One, 2012, 7 (2): e30313.

29. Grill J, Puget S, Andreiuolo F, et al.Critical oncogenic mutations in newly diagnosed pediatric diffuse intrinsic pontine glioma.Pediatr Blood Cancer, 2012, 58 (4): 489-491.

30. Johung TB, Monje M.Diffuse Intrinsic Pontine Glioma: New Pathophysiological Insights and Emerging Therapeutic Targets.Curr Neuropharmacol, 2017, 15 (1): 88-97.

31. Cohen KJ, Heideman RL, Zhou T, et al.Temozolomide in the treatment of children with newly diagnosed diffuse intrinsic pontine gliomas: a report from the Children's Oncology Group.Neuro Oncol, 2011, 13 (4): 410-416.

32. Hegi ME, Diserens AC, Gorlia T, et al.MGMT gene silencing and benefit from temozolomide in glioblastoma.N Engl J Med, 2005, 352 (10): 997-1003.

33. Frazier JL, Lee J, Thomale UW, et al.Treatment of diffuse intrinsic brainstem

gliomas：failed approaches and future strategies.J Neurosurg Pediatr，2009，3（4）：259-269.

34. Hargrave D，Bartels U，Bouffet E.Diffuse brainstem glioma in children：critical review of clinical trials.Lancet Oncol，2006，7（3）：241-248.

35. Zarghooni M，Bartels U，Lee E，et al.Whole-genome profiling of pediatric diffuse intrinsic pontine gliomas highlights platelet-derived growth factor receptor alpha and poly（ADP-ribose）polymerase as potential therapeutic targets.J Clin Oncol，2010，28（8）：1337-1344.

36. Warren KE.Diffuse intrinsic pontine glioma：poised for progress.Front Oncol，2012，2：205.

37. Vanan MI，Eisenstat DD.DIPG in Children - What Can We Learn from the Past?Front Oncol，2015，5：237.

38. Cohen KJ，Heideman RL，Zhou T，et al.Temozolomide in the treatment of children with newly diagnosed diffuse intrinsic pontine gliomas：a report from the Children's Oncology Group.Neuro Oncol，2011，13（4）：410-416.

39. Chassot A，Canale S，Varlet P，et al.Radiotherapy with concurrent and adjuvant temozolomide in children with newly diagnosed diffuse intrinsic pontine glioma.J Neurooncol. 2012 Jan;106（2）：399-407.

40. Jones C，Perryman L，Hargrave D.Paediatric and adult malignant glioma：close relatives or distant cousins?Nat Rev Clin Oncol，2012，9（7）：400-413.

41. Kebudi R，Cakir FB.Management of diffuse pontine gliomas in children：recent developments.Paediatr Drugs，2013，15（5）：351-362.

42. Lee J, Jallo GI, Guarnieri M, et al.A novel brainstem tumor model: guide screw technology with functional, radiological, and histopathological characterization. Neurosurg Focus, 2005, 18 (6A): E11.

43. Jallo GI, Penno M, Sukay L, et al.Experimental models of brainstem tumors: development of a neonatal rat model.Childs Nerv Syst, 2005, 21 (5): 399-403.

44. Jallo GI, Volkov A, Wong C, et al.A novel brainstem tumor model: functional and histopathological characterization.Childs Nerv Syst, 2006, 22 (12): 1519-1525.

45. Sho A, Kondo S, Kamitani H, et al.Establishment of experimental glioma models at the intrinsic brainstem region of the rats.Neurol Res, 2007, 29 (1): 36-42.

46. Liu Q, Liu R, Kashyap MV, et al.Brainstem glioma progression in juvenile and adult rats.J Neurosurg, 2008, 109 (5): 849-855.

47. Hashizume R, Ozawa T, Dinca EB, et al.A human brainstem glioma xenograft model enabled for bioluminescence imaging.J Neurooncol, 2010, 96 (2): 151-159.

48. Caretti V, Zondervan I, Meijer DH, et al.Monitoring of tumor growth and post-irradiation recurrence in a diffuse intrinsic pontine glioma mouse model.Brain Pathol, 2011, 21 (4): 441-451.

49. Aoki Y, Hashizume R, Ozawa T, et al.An experimental xenograft mouse model of diffuse pontine glioma designed for therapeutic testing.J Neurooncol, 2012, 108 (1): 29-35.

50. Monje M, Mitra SS, Freret ME, et al.Hedgehog-responsive candidate cell of origin for diffuse intrinsic pontine glioma.Proc Natl Acad Sci U S A, 2011, 108 (11): 4453-4458.

51. Caretti V, Sewing AC, Lagerweij T, et al.Human pontine glioma cells can induce murine tumors.Acta Neuropathol, 2014, 127 (6): 897-909.

52. Thirant C, Bessette B, Varlet P, et al.Clinical relevance of tumor cells with stem-like properties in pediatric brain tumors.PLoS One, 2011, 6 (1): e16375.

53. Veringa SJ, Biesmans D, van Vuurden DG, et al.In vitro drug response and efflux transporters associated with drug resistance in pediatric high grade glioma and diffuse intrinsic pontine glioma.PLoS One, 2013, 8 (4): e61512.

54. Truffaux N, Philippe C, Paulsson J, et al.Preclinical evaluation of dasatinib alone and in combination with cabozantinib for the treatment of diffuse intrinsic pontine glioma.Neuro Oncol, 2015, 17 (7): 953-964.

55. Grasso CS, Tang Y, Truffaux N, et al.Functionally defined therapeutic targets in diffuse intrinsic pontine glioma.Nat Med, 2015, 21 (6): 555-559.

56. Hashizume R, Smirnov I, Liu S, et al.Characterization of a diffuse intrinsic pontine glioma cell line: implications for future investigations and treatment.J Neurooncol, 2012, 110 (3): 305-313.

57. Mueller S, Hashizume R, Yang X, et al.Targeting Wee1 for the treatment of pediatric high-grade gliomas.Neuro Oncol, 2014, 16 (3): 352-360.

58. Hashizume R, Andor N, Ihara Y, et al.Pharmacologic inhibition of histone demethylation as a therapy for pediatric brainstem glioma.Nat Med, 2014, 20 (12):

1394-1396.

59. Becher OJ, Hambardzumyan D, Walker TR, et al.Preclinical evaluation of radiation and perifosine in a genetically and histologically accurate model of brainstem glioma.Cancer Res, 2010, 70 (6): 2548-2557.

60. Louis DN, Perry A, Reifenberger G, et al.The 2016 World Health Organization Classification of Tumors of the Central Nervous System: a summary.Acta Neuropathol, 2016, 131 (6): 803-820.

61. Bernstein BE, Mikkelsen TS, Xie X, et al.A bivalent chromatin structure marks key developmental genes in embryonic stem cells.Cell, 2006, 125 (2): 315-326.

62. Meissner A, Mikkelsen TS, Gu H, et al.Genome-scale DNA methylation maps of pluripotent and differentiated cells.Nature, 2008, 454 (7205): 766-770.

63. Mohammad F, Weissmann S, Leblanc B, et al.EZH2 is a potential therapeutic target for H3K27M-mutant pediatric gliomas.Nat Med, 2017, 23 (4): 483-492.

64. Venneti S, Garimella MT, Sullivan LM, et al.Evaluation of histone 3 lysine 27 trimethylation (H3K27me3) and enhancer of Zest 2 (EZH2) in pediatric glial and glioneuronal tumors shows decreased H3K27me3 in H3F3A K27M mutant glioblastomas. Brain Pathol, 2013, 23 (5): 558-564.

65. Filbin MG, Tirosh I, Hovestadt V, et al.Developmental and oncogenic programs in H3K27M gliomas dissected by single-cell RNA-seq.Science, 2018, 360 (6386): 331-335.

66. Di Croce L, Helin K.Transcriptional regulation by Polycomb group proteins.Nat

Struct Mol Biol，2013，20（10）：1147-1155.

67. Cao R，Wang L，Wang H，et al.Role of histone H3 lysine 27 methylation in Polycomb-group silencing.Science，2002，298（5595）：1039-1043.

68. Agger K，Cloos PA，Christensen J，et al.UTX and JMJD3 are histone H3K27 demethylases involved in HOX gene regulation and development.Nature，2007，449（7163）：731-734.

69. Nagaraja S，Vitanza NA，Woo PJ，et al.Transcriptional Dependencies in Diffuse Intrinsic Pontine Glioma.Cancer Cell，2017，31（5）：635-652.

70. Piunti A，Hashizume R，Morgan MA，et al.Therapeutic targeting of polycomb and BET bromodomain proteins in diffuse intrinsic pontine gliomas.Nat Med，2017，23（4）：493-500.

71. Caretti V，Hiddingh L，Lagerweij T，et al.WEE1 kinase inhibition enhances the radiation response of diffuse intrinsic pontine gliomas.Mol Cancer Ther，2013，12（2）：141-150.

72. Nagaraja S，Vitanza NA，Woo PJ，et al.Transcriptional Dependencies in Diffuse Intrinsic Pontine Glioma.Cancer Cell，2017，31（5）：635-652.

73. Hoffman LM，DeWire M2，Ryall S，et al.Spatial genomic heterogeneity in diffuse intrinsic pontine and midline high-grade glioma：implications for diagnostic biopsy and targeted therapeutics.Acta Neuropathol Commun，2016，4：1.

74. Vinci M，Burford A，Molinari V，et al.Functional diversity and cooperativity between subclonal populations of pediatric glioblastoma and diffuse intrinsic pontine glioma cells.Nat Med，2018，24（8）：1204-1215.

75. Wang Z, Yip LY, Lee JHJ, et al.Methionine is a metabolic dependency of tumor-initiating cells.Nat Med, 2019, 25 (5): 825-837.

76. Kahn JD, Miller PG, Silver AJ, et al.PPM1D-truncating mutations confer resistance to chemotherapy and sensitivity to PPM1D inhibition in hematopoietic cells. Blood, 2018, 132 (11): 1095-1105.

77. Verreault M, Schmitt C, Goldwirt L, et al.Preclinical Efficacy of the MDM2 Inhibitor RG7112 in MDM2-Amplified and TP53 Wild-type Glioblastomas.Clin Cancer Res, 2016, 22 (5): 1185-1196.

78. Kleiblova P, Shaltiel IA, Benada J, et al.Gain-of-function mutations of PPM1D/Wip1 impair the p53-dependent G1 checkpoint.J Cell Biol, 2013, 201 (4): 511-521.

79. Buss MC, Read TA, Schniederjan MJ, et al.HDM2 promotes WIP1-mediated medulloblastoma growth.Neuro Oncol, 2012, 14 (4): 440-458.

80. Chew J, Biswas S, Shreeram S, et al.WIP1 phosphatase is a negative regulator of NF-kappaB signalling.Nat Cell Biol, 2009, 11 (5): 659-666.

81. Lu X, Nannenga B, Donehower LA.PPM1D dephosphorylates Chk1 and p53 and abrogates cell cycle checkpoints.Genes Dev, 2005, 19 (10): 1162-1174.

82. Mount CW, Majzner RG, Sundaresh S, et al. Potent antitumor efficacy of anti-GD2 CAR T cells in H3-K27M (+) diffuse midline gliomas. Nature medicine, 2018, 24 (5): 572-579.

83. Chheda ZS, Kohanbash G, Okada K, et al.Novel and shared neoantigen derived from histone 3 variant H3.3K27M mutation for glioma T cell therapy.J Exp

Med, 2018, 215 (1)：141-157.

84. Ochs K, Ott M, Bunse T, et al.K27M-mutant histone-3 as a novel target for glioma immunotherapy.Oncoimmunology, 2017, 6 (7)：e1328340.

85. Benitez-Ribas D, Cabezón R, Flórez-Grau G, et al.Immune Response Generated With the Administration of Autologous Dendritic Cells Pulsed With an Allogenic Tumoral Cell-Lines Lysate in Patients With Newly Diagnosed Diffuse Intrinsic Pontine Glioma.Front Oncol, 2018, 8：127.

86. Quail DF, Joyce JA.The Microenvironmental Landscape of Brain Tumors. Cancer Cell, 2017, 31 (3)：326-341.

87. Lin GL, Nagaraja S, Filbin MG, et al.Non-inflammatory tumor microenvironment of diffuse intrinsic pontine glioma.Acta Neuropathol Commun, 2018, 6 (1)：51.

88. Lieberman NAP, DeGolier K, Kovar HM, et al.Characterization of the immune microenvironment of diffuse intrinsic pontine glioma：implications for development of immunotherapy.Neuro Oncol, 2019, 21 (1)：83-94.

89. Zhang Y, Pan C, Wang J, et al.Genetic and immune features of resectable malignant brainstem gliomas.Oncotarget, 2017, 8 (47)：82571-82582.

90. Berghoff AS, Kiesel B, Widhalm G, et al.Programmed death ligand 1 expression and tumor-infiltrating lymphocytes in glioblastoma.Neuro Oncol, 2015, 17 (8)：1064-1075.

（泮长存 徐 骋 孙 宇

耿一博 陈 新 张 扬 整理）

脑干毛细胞型星形细胞瘤

毛细胞型星形细胞瘤（pilocyticastrocytomas，PAs）具有独特的发病机制，因此需要将其与其他 WHO Ⅱ～Ⅳ级的肿瘤分开讨论。脑干 PAs 的预后较好，多数患者手术切除后可获得长期长存。

33. 毛细胞型星形细胞瘤的异质性

PAs 尤其是其中的毛细胞黏液型星形细胞瘤同样具有显著的瘤内异质性。PAs 在 MRI 上可呈现显著的强化、囊变、出血和坏死样表现。一项组织病理学研究发现毛细胞黏液型星形细胞瘤内可以见到 WHO Ⅰ～Ⅳ级肿瘤的各种特点，包括血管周围假菊形团（perivascular pseudorosettes，76%），囊变（43%），血管增生（38%），侵袭性生长（21%），坏死（17%），少枝胶质细胞瘤样表现（12%）。PAs 的瘤内异质性给病理诊断带来极大的挑战，尤其是在样本量有限的情况下。考虑到 PAs 手术切除后远期预后极好，因此应当以十分审慎的态度，综合考虑临床表现、病情发展速度、影像特点、组织病理以及分子病理特点来考虑是否存在毛细胞星形细胞瘤的可能性，以免误诊导致患者错失手术机会甚至失去生命。

需要强调的是，无论是 ^{18}F-FDG 还是 ^{11}C-MET PET 上高代谢均不能作为排除 PAs 的依据，因为 PAs 均为高代谢。此外，根据作者的临床经验，某些 PAs 尤其是毛细胞黏液型星形细胞瘤部分切除后，残余肿瘤会在术后短时间内快速生长，此时如果组织病理诊断为胶质母细胞瘤，会使得"胶质母细胞瘤"的诊断看起来确凿无疑，但是事实并非全是如此，应该综合分析审慎对待。

34. PAs 是 MAPK/ERK 单一传导通路异常激活形成的肿瘤

PAs 是 MAPK/ERK 单一传导通路异常激活形成的 WHO Ⅰ级肿瘤。因此，尽管组织病理有时难以鉴别 PAs 和 WHO Ⅱ级的弥散型星形细胞瘤（diffuse astrocytomas），但二者其实具有完全不同的发病机制。不同部位的 PAs 具有不同的 MAPK/ERK 通路激活机制。脑干 PAs 最常见的激活方式是 *KIAA1549：BRAF* 融合突变。BRAF 融合蛋白的检测可以用来鉴别脑干 PAs 和星形细胞瘤以及胶质母细胞瘤。NF1 患者体内存在突变的 NF1 蛋白，野生型 NF1 蛋白具有 GTP 酶活性，能够催化 RAS 由激活状态变为失活状态，突变后的 NF1 蛋白失去了 GTP 酶活性，导致 RAS

蛋白持续处于激活状态，从而导致MAPK/ERK通路的过度激活。

35. PAs 生长缓慢是因为其存在致癌基因诱导的细胞衰老

MAPK/ERK 传导通路异常激活之后可以同时诱导细胞瘤变和衰老，这种现象称为致癌基因诱导的衰老（oncogene induced senesence，OIS），二者之间形成一种平衡，因此 PAs 通常生长比较缓慢。作者曾见一女性患者自 2 岁时发现延髓肿瘤，观察 22 年无明显变化，后手术病理证实为 PAs。

36. 脑干 PAs 的分布及生长特点

PAs 可以发生在脑干的任一节段（中脑、脑桥、延髓），以延髓最常见，其次是中脑 – 脑桥交界处。PAs 既可以呈现外生型的生长方式，也可以呈现内生型的生长方式。外生型的脑干 PAs 多位于延髓背侧，内生型的 PAs 以中脑 – 脑桥交界处最多见。绝大多数 PAs 伴有囊变，可以是单囊也可以为多囊。多囊 PAs 的囊形态及排列多杂乱无章，囊内信号多不均一。PAs 的囊壁通常比较薄，囊液多呈淡黄色清亮。肿瘤和周边正常组织边界清楚，T_2 加权像上，瘤周通常无明显异常高信号（即水肿或肿瘤细胞浸润）。

PAs 内部血管丰富，因此在 T_1 增强像上肿瘤通常表现为明显的强化。不同于胶质母细胞瘤的是，PAs 内部的血管具有完整的血管壁，因此其强化机制类似脑膜瘤，而并非像胶质母细胞瘤那样是由于造影剂通过未成熟的新生血管壁渗入肿瘤组织间隙造成的。正因为 PAs 内部血管壁的完整性，所以肿瘤周围很少出现水肿。强化以及杂乱且信号不均一的囊变，偶尔会造成 PAs 和胶质瘤母细胞瘤在影像学上的鉴别困难。通常情况下，PAs 虽然形态不规则，信号欠均一，但是肿瘤囊壁薄，边界清，瘤周无水肿；而胶质母细胞瘤一般囊壁厚，水肿明显。

37. 大多数脑干 PAs 可以通过手术全切获得治愈

外生、囊变、边界清楚等特点使得脑干 PAs 获得全切或者大部分切除成为可能。手术全切后，患者可以获得治愈，无须进行放化疗，但仍需要定期复查。部分肿瘤如首次手术未获得全切除，可在术后短时间内快速生长，但这并不代表肿瘤发生恶性或者为高级别胶质瘤。

38. 手术无法全切的脑干 PAs 首选观察，是否应早期放疗仍存在争议

对于手术无法全切的脑干 PAs，术后残余肿瘤建议首选观察。观察期间如果肿瘤无明显变化，无须进行其他治疗。目前不建议对残余肿瘤早期进行放疗，因为放疗可能会抑制肿瘤内部致癌基因诱导的细胞衰老机制，从而使得肿瘤细胞的生长趋势和衰老趋势失去平衡，反而加速残余肿瘤的生长。

残余肿瘤进展时可以考虑卡铂／长春新碱方案进行化疗，尤其是对于不宜进行放疗的儿童患者。对于年龄较大的患者如果出现残余肿瘤复发，除了化疗之外，还可以考虑局部放疗。MAPK/ERK 通路抑制剂治疗 PAs 的相关临床研究正在进行中。亦有个案报道，BRAF V600E 抑制剂威罗菲尼对于携带该突变的 PAs 有效。

参考文献

1. 中华医学会神经外科学分会肿瘤学组，脑干胶质瘤综合诊疗中国专家共识编写委员会 . 脑干胶质瘤综合诊疗中国专家共识 . 中华神经外科杂志，2017，33（3）：217-229.

2. Collins VP，Jones DT，Giannini C.Pilocytic astrocytoma：pathology，molecular mechanisms and markers.Acta Neuropathol，2015，129（6）：775-788.

3. Courtois-Cox S，Genther Williams SM，Reczek EE，et al.A negative feedback signaling network underlies oncogene-induced senescence.Cancer Cell，2006，10（6）：459-472.

4. Jacob K，Quang-Khuong DA，Jones DT，et al.Genetic aberrations leading to MAPK pathway activation mediate oncogene-induced senescence in sporadic pilocytic astrocytomas.Clin Cancer Res，2011，17（14）：4650-4660.

5. Johnson MW，Eberhart CG，Perry A，et al.Spectrum of pilomyxoid astrocytomas：intermediate pilomyxoid tumors.Am J Surg Pathol，2010，34（12）：1783-1791.

中国医学临床百家

6. Jones DT, Gronych J, Lichter P, et al.MAPK pathway activation in pilocytic astrocytoma.Cell Mol Life Sci, 2012, 69 (11) : 1799-1811.

7. Jones DT, Kocialkowski S, Liu L, et al.Tandem duplication producing a novel oncogenic BRAF fusion gene defines the majority of pilocytic astrocytomas.Cancer Res, 2008, 68 (21) : 8673-8677.

8. Klimo P Jr, Nesvick CL, Broniscer A, et al.Malignant brainstem tumors in children, excluding diffuse intrinsic pontine gliomas.J Neurosurg Pediatr, 2016, 17 (1) : 57-65.

9. Malik A, Deb P, Sharma MC, et al.Neuropathological spectrum of pilocytic astrocytoma: an Indian series of 120 cases.Pathol Oncol Res, 2006, 12 (3) : 164-171.

10. McDuff FK, Turner SD.Jailbreak: oncogene-induced senescence and its evasion.Cell Signal, 2011, 23 (1) : 6-13.

11. Raabe EH, Lim KS, Kim JM, et al.BRAF activation induces transformation and then senescence in human neural stem cells: a pilocytic astrocytoma model.Clin Cancer Res, 2011, 17 (11) : 3590-3599.

12. Jones DT, Hutter B, Jäger N, et al.Recurrent somatic alterations of FGFR1 and NTRK2 in pilocytic astrocytoma.Nat Genet, 2013, 45 (8) : 927-932.

（张力伟　泮长存　整理）

脑干胶质瘤的放疗和化疗

儿童 DIPG 的放疗和化疗已在前文中进行了详细的阐述；然而目前关于儿童 DIPG 之外其他类型脑干胶质瘤的放化疗报道相对较少。本章主要分享了我们对于相对少见的脑干胶质瘤，应该如何进行放化疗的一些思考。

39. *IDH1* 突变型成人 DIPG 或可从 Stupp 方案中获益，但治疗时机有待进一步研究

IDH1 突变型成人 DIPG 通常伴有 *TP53* 和 *ATRX* 突变，约 45% 的患者同时存在 MGMT 启动子甲基化，提示其对 Stupp 方案（替莫唑胺同步放化疗＋替莫唑胺辅助化疗）敏感。我们通过随访数据也证实了这一点，但是由于该型 DIPG 发病率比较低，目前的样本量仍然比较少，未来仍然需要进行大样本量验证。但是 IDH1 突变型脑干胶质瘤病情发展极其缓慢，因此开始进行 Stupp 方案治疗的时机仍然需要进一步研究。

40. *H3K27M* 突变型成人脑干胶质瘤的放疗

关于这类肿瘤的报道较少，根据我们的临床经验，尽管同样携带 *H3K27M* 突变，成人 *H3K27M* 突变型脑干胶质瘤的预后优于儿童患者，对于这部分患者同样建议尽早放疗，放疗效果和患者的预后有待进一步研究。

41. 局限型脑干胶质瘤的放疗

局限型脑干胶质瘤根据手术切除情况及病理结果决定是否给予放疗，也可在复发时再放疗，放疗能在一定程度上延缓肿瘤进展。少数病灶局限且体积较小的脑干胶质瘤可用 γ - 刀、质子刀来治疗，近年来，立体定向放射外科治疗脑干胶质瘤取得了不错的效果，显示出一定的临床应用价值，但还需大样本的临床验证以确定其是否优于放疗。

42. 延髓胶质瘤的放疗

延髓胶质瘤以低级别胶质瘤如毛细型星形细胞瘤、神经节细胞胶质瘤、多形性黄色瘤型星形细胞瘤多见。这类肿瘤手术后多长期稳定，是否需要放疗可待肿瘤复发时视情况而定。弥散性生长的延髓胶质瘤发病率极低，相关研究较少，但是由于延髓掌管呼吸、心跳、吞咽等重要的生理功能，放疗的风险较高，因此这类肿瘤能否从放疗中获益，如何把握放疗时机仍然需要进一步研究。弥散型生长的延髓胶质瘤成人多见，病情进展相对缓慢，缺乏自然病史的研究，作者团队曾随访1例未经任何治疗的弥散型延髓胶胶质瘤成年女性，生存期约4年。

43. 儿童低级别脑干胶质瘤的化疗

儿童低级别脑干胶质瘤化疗的有效率较高，常用于肿瘤残留或复发时，尤其是低龄患儿不适合放疗的情况，临床常用的有卡铂＋长春新碱方案；国内张俊平等对此方案进行了改良，即在传统方案基础上，改良卡铂剂量强度或辅以重组人血管内皮抑素化疗，取得了较好的临床效果。此外，儿童常见的低级别脑干胶质瘤如毛细胞星形细胞瘤及神经节细胞胶质瘤等常伴有 *BRAF V600E* 突变，应用 BRAF 抑制剂治疗复发低级别脑干胶质瘤也具有潜在的临床应用前景。

参考文献

1. Clymer J，Kieran MW.The Integration of Biology Into the Treatment of Diffuse Intrinsic Pontine Glioma：A Review of the North American Clinical Trial Perspective. Front Oncol，2018，8：169.

2. Hummel TR，Salloum R，Drissi R，et al.A pilot study of bevacizumab-based therapy in patients with newly diagnosed high-grade gliomas and diffuse intrinsic pontine gliomas.J Neurooncol，2016，127（1）：53-61.

3. Long W，Yi Y，Chen S，et al.Potential New Therapies for Pediatric Diffuse Intrinsic Pontine Glioma.Front Pharmacol，2017，8：495.

中国医学临床百家

4. Goodwin CR，Xu R，Iyer R，et al.Local delivery methods of therapeutic agents in the treatment of diffuse intrinsic brainstem gliomas.Clin Neurol Neurosurg，2016，142：120-127.

5. 盖菁菁，李程，郜志孟，等.卡铂联合长春新碱改良方案治疗儿童脑干低级别胶质瘤.中华神经外科杂志，2017，33（5）：451-455.

6. Buczkowicz P，Hoeman C，Rakopoulos P，et al.Genomic analysis of diffuse intrinsic pontine gliomas identifies three molecular subgroups and recurrent activating ACVR1 mutations.Nat Genet，2014，46（5）：451-456.

7. Zhang L，Chen LH，Wan H，et al.Exome sequencing identifies somatic gain-of-function PPM1D mutations in brainstem gliomas.Nat Genet，2014，46（7）：726-730.

8. Hashizume R.Epigenetic Targeted Therapy for Diffuse Intrinsic Pontine Glioma. Neurol Med Chir（Tokyo），2017，57（7）：331-342.

9. Terashima K.Chemotherapy of Intracranial Gliomas in Children.Prog Neurol Surg，2018，31：162-167.

10. Janssens GO，Gandola L，Bolle S，et al.Survival benefit for patients with diffuse intrinsic pontine glioma（DIPG）undergoing re-irradiation at first progression： A matched-cohort analysis on behalf of the SIOP-E-HGG/DIPG working group.Eur J Cancer，2017，73：38-47.

11. 中华医学会神经外科学分会肿瘤学组，脑干胶质瘤综合诊疗中国专家共识编写委员会.脑干胶质瘤综合诊疗中国专家共识.中华神经外科杂志，2017，33（3）：217-229.

（张力伟　泮长存　武文浩　整理）

脑干胶质瘤的登记

44. 国际上儿童 DIPG 的登记

目前世界上已经建成了两个 DIPG 登记网络，分别是国际 DIPG 登记（The International Diffuse Intrinsic Pontine Glioma Registry，IDIPRG）和欧洲小儿肿瘤学会 DIPG 登记（the European Society for Paediatric Oncology DIPG Registry，SIOPE DIPGR）。IDIPGR 致力于建设高度协作的、假说驱动的研究基础设施，用以支持一系列针对 DIPG 的跨学科和转化研究。

建设 IDIPGR 的想法最早产生于 2011 年。当时，一些临床医师、科学家和患者家属在第一届国际 DIPG 座谈会上呼吁通过开展国际研究为 DIPG 制定统一的诊断、分类和疾病评估标准，并通过开发 DIPG 的体内体外模型研究其生物学性质和治疗策略。2012 年，这个想法获得了资助。于是，多个国家的科学家一同创立了 IDIPGR。IDIPGR 通过协作机构上报和患者自主登记两种方式进行病例登记和数据收集，获得的数据被组织存储进入 4 个子库：临床信息数据库、影像学数据库、标本资源库和基因组学数据库。截至 2016 年 7 月，IDIPGR 从美国、加拿大、澳大利亚、新西兰等国家的 55 个协作机构登记 DIPG 病例 670 例，并另有500 例病例即将被纳入登记。在这些病例中，已收集 541 例患者的影像学资料，81 例 DIPG 肿瘤标本，66 例 NGS 测序结果。

在上述资源的基础上，IDIPGR 支持开展了多项科学研究，包括：对 DIPG 长期生存患者的临床、影像学、病理学及生物学特性的研究；对北美洲 DIPG 发病模式的研究；对根据欧洲DIPG 患者队列数据生成的 DIPG 生存预测模型使用 IDIPGR 队列数据进行外部验证等。

同样在 2011 年，SIOPE DIPG Network 成立，并建立 SIOPE DIPGR。截至 2016 年 4 月，奥地利、比利时、克罗地亚、捷克共和国、丹麦、芬兰、法国、德国、希腊、匈牙利、冰岛、爱尔兰、意大利、立陶宛、挪威、波兰、葡萄牙、斯洛伐克、斯洛文尼亚、西班牙、瑞典、瑞士、荷兰、英国、土耳其、俄罗斯和墨西哥等 27 个国家有研究者加入了此登记网络，共有 694 例 DIPG患者的临床和影像学资料被登记进入 SIOPE DIPGR 的数据库。

45. 基于 IDIPGR 和 SIOPE DIPGR 的 DIPG 生存预测模型及其外部验证

2015 年，有研究者使用荷兰、英国和德国的 DIPG 患者数据进行研究，生成了针对 DIPG 的生存预测模型，并发现：年龄小于 3 岁、较长的症状持续时间及接受化疗是患者拥有较长生存期的预测指标；反之，MRI 图像中出现环形增强是患者拥有较短生存期的预测指标。相应结果发表在 *Neuro Oncology* 上。上述国家目前已加入 SIOPE DIPGR，此生存预测模型使用 SIOPE DIPGR 将其他患者的数据进行了内部验证。

2017 年，有研究者将 IDIPGR 和 SIOPE DIPGR 联合起来，使用 IDIPGR 对上述使用 SIOPE DIPGR 数据生成的生存预测模型进行了外部验证。通过验证发现，DIPG 的生存预测模型具有可接受的跨队列预测效能，有能力区分较短、一般和较长生存期的患者。

这项研究不仅为研究者和临床医师找到了几个对 DIPG 患者生存期有显著影响的因素，提供了较为可靠的生存预测模型；其更大的意义在于，在 DIPG 领域，这是首次将两个世界上规模最大的资源库进行联合分析，通过联用两个登记网络的数据，实现了开展世界上最大规模的 DIPG 临床研究。

46. 国外尚无针对全部脑干胶质瘤类型的肿瘤登记网络

尽管 IDIPGR 和 SIOPE DIPGR 经过 7 年建设，已经形成了规模较大的病例队列，但他们仅登记 DIPG 这一特殊的脑干胶质瘤类型。发生于中脑、延髓，以及位于脑桥但非 DIPG 的胶质瘤并未予登记。其他类型的脑干胶质瘤，也具有发病率低、总体治疗效果差、社会负担重的特点，也需要通过肿瘤登记等手段整合病例资源并加大单位间协作力度。

目前，国外并无针对全部脑干胶质瘤类型的肿瘤登记网络。美国中央脑肿瘤登记（Central Brain Tumor Registry of the United States, CBTRUS）将所有类型和所有部位的脑肿瘤纳入登记，并借助美国的基础卫生服务设施实现了基于人口的登记，其具有囊括美国所有脑干胶质瘤病例的能力。其他的国家性脑肿瘤登记，如英国的脑肿瘤登记（National Brain Tumour Registry, NBTR），也可以达到相近的效果。但这些脑肿瘤登记，并非专门针对脑干胶质瘤开展。脑干胶质瘤已多次被报道与其他胶质瘤在临床特性、生物学特点等方面具有显著差异，需要专门针对脑干胶质瘤设计并建设专门的登记网络以满足脑干胶质瘤个性化的研究需求。

47. 我国已建成脑干胶质瘤专病注册登记平台

我国已于2015年开展建设中国国家脑肿瘤注册登记研究平台（National Brain Tumor Registry of China, NBTRC），其主体已于2018年1月正式上线。NBTRC基于医院进行脑肿瘤登记和资料收集，同时也接受患者自主登记。目前，共43家神经肿瘤诊治水平较高的医疗单位加入了NBTRC登记网络。根据调研和初步运行情况，NBTRC年病例登记量可以超过40 000例。

　　针对脑干胶质瘤的特殊性，基于 NBTRC 的基础设施，已开发出了脑干胶质瘤专病登记体系，包括脑干胶质瘤专病病例登记表、脑干胶质瘤专病离线登记软件、脑干胶质瘤专病专用影像学数据和组学数据容器等。截至 2018 年 10 月，初步登记脑干胶质瘤 430 余例，已收集 400 余例患者的 MR 等影像学资料，已收集脑干胶质瘤肿瘤标本 200 余例，已收集 100 余例 NGS 测序结果。

　　虽然我国目前是人口数量最庞大的国家，拥有丰富的临床资源，但由于脑干胶质瘤发病率较低，同时单位间研究资源整合难度较大，一直以来，开展针对脑干胶质瘤的大规模多中心研究较为困难，我国在此研究领域的人口和资源优势难以发挥。建成脑干胶质瘤专病登记网络有助于破解上述难题。根据各家参研单位的资源体量估计，我国脑干胶质瘤专病登记网络有希望年登记量超 400 例，年 NGS 测序结果收集超 100 例。未来几年内，我国脑干胶质瘤专病登记网络将成为全球最大的脑干胶质瘤研究资源库，这将在很大程度上促进我国脑干胶质瘤的临床、基础和转化研究。

参考文献

1. Baugh J，Bartels U，Leach J，et al.The international diffuse intrinsic pontine glioma registry：an infrastructure to accelerate collaborative research for an orphan disease.J Neurooncol，2017，132（2）：323-331.

2. Hoffman LM, Veldhuijzen van Zanten SEM, Colditz N, et al.Clinical, Radiologic, Pathologic, and Molecular Characteristics of Long-Term Survivors of Diffuse Intrinsic Pontine Glioma (DIPG): A Collaborative Report From the International and European Society for Pediatric Oncology DIPG Registries.J Clin Oncol, 2018, 36 (19): 1963-1972.

3. Jackson S, Patay Z, Howarth R, et al.Clinico-radiologic characteristics of long-term survivors of diffuse intrinsic pontine glioma.J Neurooncol, 2013, 114 (3): 339-344.

4. Veldhuijzen van Zanten SEM, Lane A, Heymans MW, et al.External validation of the diffuse intrinsic pontine glioma survival prediction model: a collaborative report from the International DIPG Registry and the SIOPE DIPG Registry.J Neurooncol, 2017, 134 (1): 231-240.

5. Jansen MH, Veldhuijzen van Zanten SE, Sanchez Aliaga E, et al.Survival prediction model of children with diffuse intrinsic pontine glioma based on clinical and radiological criteria.Neuro Oncol, 2015, 17 (1): 160-166.

6. Kruchko C, Ostrom QT, Gittleman H, et al.The CBTRUS story: providing accurate population-based statistics on brain and other central nervous system tumors for everyone.Neuro Oncol, 2018, 20 (3): 295-298.

7. Ostrom QT, Gittleman H, Truitt G, et al.CBTRUS Statistical Report: Primary Brain and Other Central Nervous System Tumors Diagnosed in the United States in 2011-2015.Neuro Oncol, 2018, 20 (suppl_4): iv1-iv86.

8. Veldhuijzen van Zanten SE, Baugh J, Chaney B, et al.Development of the

SIOPE DIPG network, registry and imaging repository: a collaborative effort to optimize research into a rare and lethal disease.J Neurooncol, 2017, 132 (2): 255-266.

（张力伟　肖　雄　整理）

脑干功能的研究

48. 脑干病变揭示生命中枢更多功能

提及脑干功能，以往学者们主要认为脑干可以维持人体的呼吸、心跳、意识（觉醒）及运动、感觉功能。然而，对于脑干功能的探索并未止步于此，在动物实验研究中脑干更多的功能被揭示，我们在多年来对脑干疾病患者诊治过程中也发现，脑干的功能可能包括更多，比如情绪的控制异常等。

在传统的解剖学研究中，作为人体神经网络的核心区域——脑干由于其位置的特殊性赋予其更多的意义。脑干内部多个核团直接参与循环、呼吸、消化的调控，另外人体多数颅神经起始和终止于其中，这些颅神经提供了头颈部大部分结构的感觉、运动及自主神经支配，以及听觉、前庭平衡觉和味觉等特殊感觉的神经支配。脑干还直接参与人体吞咽、呕吐、咳嗽、喷嚏、眨眼等动作的完成。皮质脊髓束等传导束完全穿过脑干，支配全身骨骼肌的随意运动。另外，脑桥蓝斑周围 α 区的病变可能导致患者出现不可控制的发笑或异样表情、动作，甚至在睡眠中发生。帕金森病提示了中脑黑质参与运动失调及运动障碍的调控。在动物实验中特定区域的损伤可能引起音调识别、声音定位及听觉反射的功能障碍，但在人类中未得到验证。

49. 脑干网状结构和功能可塑性随物种进化更趋复杂

脑干网状结构的功能一直是研究的热点，因为其在脑干内分布广泛，且神经元和神经纤维混杂，功能多而隐秘，不易被察觉。目前较肯定的是，脑干网状结构可以通过对睡眠觉醒周期的反应来控制意识状态，其功能受损后会发生意识障碍等严重情况。在动物实验研究中发现，脑干网状结构也具有控制血管收缩、心率、呼吸及排汗等作用。我们相信，随着物种的进化，神经纤维网络会更加组织化，功能上更具选择性，纤维联系亦会更加广泛。

脑干在神经认知方面的作用是目前研究的热点，脑干影响认知功能的基础是大脑与小脑间广泛的纤维联系，现有报道显示额叶小脑纤维联系（fronto-cerebellar association fibers，FCF）在神经认知功能方面起到调节作用，联络皮质（包括前额叶、顶叶后部、优势侧颞叶、海马旁回和扣带回）发出的纤维束分布于脑桥，形成皮质脑桥束，经小脑中脚至小脑后叶皮质，形成"大脑－脑桥－小脑投射"，大脑经脑桥传至小脑的信息，经小脑反馈后由小脑深部核团发出的纤维束传至丘脑非运动核团，再由其发出的纤维束传至大脑前额叶皮质及前辅助运动皮质，形成"小脑－丘脑－大脑投射"，形成完整的"大脑－小脑环路"。目前对于这些纤维联系的功能还不是很清楚，且尚未明确这些连接纤维在认知活动中扮演的角色。在罹患脑干病变的儿童患者，这些联系可以因为肿瘤侵袭而遭到破坏，目前还未见针对这类病例的相关研究报道。

50. 脑干参与调控认知及情绪

临床实践中我们发现脑桥弥漫性胶质瘤的患儿，发病过程中可出现明显的情绪异常变化，部分患儿早期会有多梦、呓语等情况，且较为明显。患儿在出现临床症状前即出现脾气较前急躁、自控力不足等表现，且该组症状在患儿中表现较为突出，这提示脑桥在儿童情绪情感发育早期的发展过程中具有更重要的作用。关于脑干病变与儿童认知行为及情绪障碍关系的研究，还有很多方面亟须探索，通过这些探索能够揭示脑干更多潜在的功能秘密。

参考文献

1. Biology - Gray's Anatomy.The Anatomical Basis of Clinical Practice.39th Edition.

Elsevier By Susan Standring，2004.

2. Geva R，Feldman R.A neurobiological model for the effects of early brainstem functioning on the development of behavior and emotion regulation in infants：implications for prenatal and perinatal risk.J Child Psychol Psychiatry，2008，49（10）：1031-1041.

3. Strick PL，Dum RP，Fiez JA.Cerebellum and nonmotor function.Annu Rev Neurosci，2009，32：413-434.

4. Cantalupo C，Hopkins W.The cerebellum and its contribution to complex tasks in higher primates：a comparative perspective.Cortex，2010，46（7）：821-830.

5. Stoodley CJ，Schmahmann JD.Evidence for topographic organization in the cerebellum of motor control versus cognitive and affective processing.Cortex，2010，46（7）：831-844.

（张力伟　张　鹏　整理）

脑干胶质瘤典型病例

51. 病例一：延髓星形细胞瘤

患儿男性，6岁。因右侧肢体麻木无力，发现肢体变细9个月收入院。

入院查体：神志清楚，精神良好，言语对答准确，头部略向左偏斜，双侧瞳孔等大，直径2.5mm，直接及间接对光反射灵敏，双眼动充分，各向运动正常，视力及视野粗测可，面纹对称，伸舌居中，听力粗测正常，无吞咽困难、饮水呛咳及声音嘶哑，右侧肢体较左侧肢体纤细，右侧肢体多处肌肉及右手鱼际肌萎缩，双肩高度不一致，左肩高于右肩，右侧耸肩无力，左上肢肌力Ⅳ级，左下肢肌力Ⅴ级，右上肢肌力Ⅲ级，右下肢肌力Ⅳ级，步态不稳，指鼻试验（−），右侧跟腱反射和膝反射强阳性，右侧巴氏征阳性。

入院MRI诊断：延髓至颈₂椎体水平髓内占位病变，星形细胞瘤可能性大。

入院完善相关检查后，行后正中入路肿瘤切除术，术中见肿瘤位于右侧延髓至颈₂脊髓髓内，灰白色，质稍韧，血供不丰富，显微镜下沿肿瘤周边仔细分离，镜下分块近全切除肿瘤。脑干、后组颅神经等重要结构保护完好。神经电生理监测未见异常。快速冰冻切片病理示（图21）星形细胞瘤（WHO Ⅱ级）。术后于ICU监护。给予对症支持治疗。术后第3天患儿主动及被动咳嗽反射良好，拔除经鼻气管插管，并放置鼻饲管，防止误吸。术后第9天患儿进食恢复正常，拔除鼻饲管。患儿如期出院。

出院查体：神志清楚，精神好，查体配合，言语对答准确，头部略向左偏斜，双侧瞳孔等大，直径2.5mm，直接及间接对光反射灵敏，双眼动充分，各向运动正常，视力及视野粗测可，面纹对称，伸舌居中，听力粗测正常，无吞咽困难、饮水呛咳及声音嘶哑，右侧肢体较左侧肢体纤细，右侧肢体多处肌肉及右手鱼际肌萎缩，双肩高度不一致，左肩高于右肩，右侧耸肩无力，右侧肢体肌力Ⅲ级，左侧肢体肌力Ⅳ级。麻木无力症状同术前，指鼻试验（-），右侧跟腱反射和膝反射强阳性，右侧巴氏征阳性。

出院后给予放疗，定期随访。

本病例术前及术后MRI影像学表现（图22～图28）。

图 21　病理：星形细胞瘤（WHO Ⅱ级）（彩图见彩插 15）

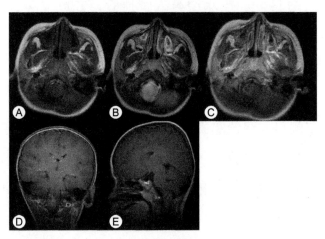

A：轴位 T_1 像；B：轴位 T_2 像；C：轴位 T_1C 像；D 冠状位 T_1C 像；E：矢状位 T_1C 像。肿瘤位于延髓偏右侧，T_1 像低信号，T_2 像高信号，边界不清，注射造影剂后中等程度强化。肿瘤下极延伸到上颈髓。

图 22　术前 MRI 显示延髓肿瘤

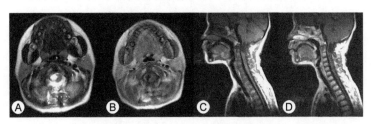

图 23　术后 10 天 MRI 显示肿瘤近全切除，瘤腔周边强化为创面的修复反应

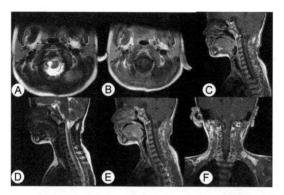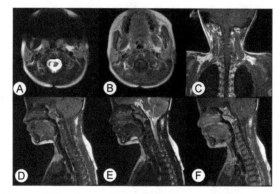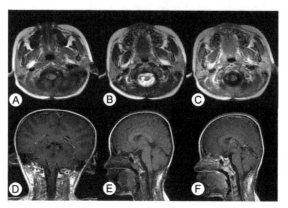

图24　术后3个月MRI显示病情稳定，未见肿瘤复发迹象

图25　术后1年MRI显示病情稳定，未见肿瘤复发迹象

图26　术后2年MRI显示病情稳定，未见肿瘤复发迹象

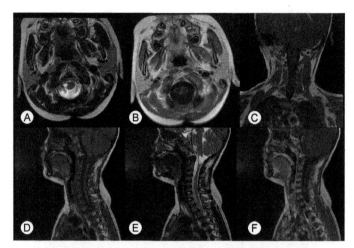

图 27　术后 3 年 MRI 显示病情稳定，未见肿瘤复发迹象

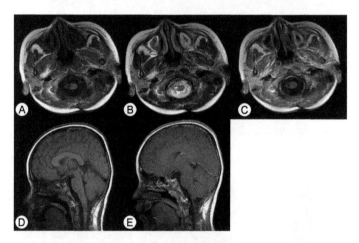

图 28　术后 4 年 MRI 显示病情稳定，未见肿瘤复发迹象。目前患者 KPS 评分 90 分

病例点评：

分析病情时要综合考虑症状、体征和影像学检查，就该患者而言术前 MRI 的 T_2 像上肿瘤边界并不清楚，仅冠状位 T_1C 像上可见肿瘤的大致轮廓，且其内部伴有强化；面对这种情况不可

轻易做出高级别肿瘤、边界不清、无法全切和预后极差的结论。肿瘤边界不清的原因与影响 MRI 成像的因素有关，主要包括延颈髓随着呼吸、心跳搏动造成的运动伪影，搏动的脑脊液造成的伪影以及在狭小的结构内生长一个体积较大的肿瘤所伴随的肿瘤周围水肿等因素。只有将这些图像上看不见的因素考虑在内，才能不被图像迷惑。另外，强化并不等于高级别，尤其是在延髓部位，许多低级别胶质瘤多数呈现出明显的强化。

从体格检查看，患者的出现病变同侧肢体肌肉萎缩，说明两个问题：第一，肿瘤位于锥体交叉平面下方；第二，病程较长，肿瘤的病理级别不会太高。阴性体征如后组颅神经功能未受影响（无声音嘶哑、吞咽困难、饮水呛咳和伸舌障碍）说明肿瘤并未侵犯邻近结构，提示如果术中对这些结构予以充分的保护，患者术后后组颅神经功能应该不会受到太大影响。该患者术后能够早期拔除气管插管和鼻饲管恢复正常饮食足以证明以上分析的合理性。

从术中以及术后复查的 MRI 看，肿瘤边界相对清楚（与术前 MRI 提示的信息相反），基本上达到了显微镜下全切除。术中电生理监测对于判断肿瘤的边界具有极其重要的作用，但是同样应该综合分析电刺激的结果，比如麻醉药物和肌松药物的影响。长期随访显示患者远期预后良好。

52. 病例二：延髓毛细胞型星形细胞瘤

患者男性，3 岁。因吞咽困难半年收入院。

术前查体：神志清楚，精神差，慢性病容，营养不良体型，查体配合，双侧瞳孔等大等圆，直径 3mm，双侧直接及间接对光反射灵敏，双眼视力粗测正常，双眼各向转动自如，面部感觉未见异常，双侧面纹对称，表情活动自如，双耳听力粗测正常，咽反射差，声音嘶哑，饮水呛咳，吞咽困难，伸舌差，四肢肌力 IV 级，四肢肌张力未见明显异常，生理反射正常引出，病理征阴性，共济活动可，步态不稳。

术前 MRI 诊断（图 29）示延髓占位性病变，虽然边界清楚，但是肿瘤体积巨大，右侧已经无可辨识的正常延髓组织；增强扫

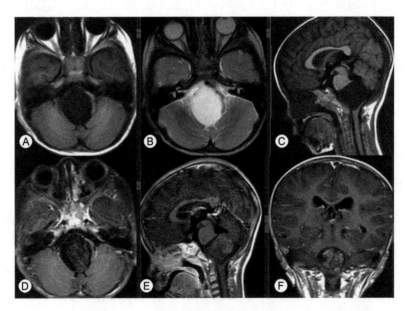

图 29　术前 MRI 显示延髓内巨大肿瘤

描显示肿瘤轻度不均匀强化，影像学诊断考虑为毛细胞型星形细胞瘤或混合性胶质神经元肿瘤。

入院完善相关检查后，行神经导航引导下枕下后正中入路脑干肿物切除术，术中咬开寰椎后弓，"Y"字形剪开硬脑膜并悬吊，显微镜下剪开枕大池蛛网膜，分离双侧小脑延髓裂，将双侧小脑半球向上抬起，见肿瘤位于延髓，突向第四脑室内，灰白色，质软，边界不清楚，血供中等，显微镜下沿肿瘤大致边界小心分离，分块近全切除肿瘤，大小约 3cm × 3cm × 3cm，周围神经、血管保护良好（神经电生理监测未见异常）（图 30，图 31）。

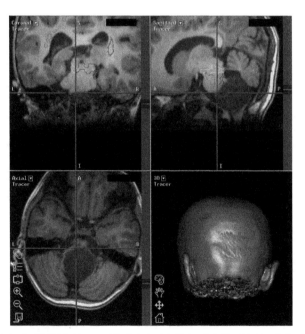

延髓受压变形严重，难以根据术前 DTI 图像重建皮质脊髓束，术中使用神经导航协助判断肿瘤边界。图中显示手术切除位置达到腹侧边缘与受压延髓分界处。

图 30　术中神经导航图像（彩图见彩插 16）

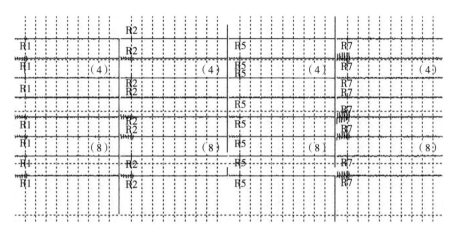

术中使用运动诱发点位确认运动传导通路功能情况，使用直接电刺激探测皮质脊髓束位置，尽可能保护皮质脊髓束功能。图为术中直接电刺激结果，使用单级电刺激器于瘤腔壁进行直接电刺激，找到皮质脊髓束位置后，肿瘤切除过程中进行针对性保护，在肿瘤切除完毕时再次进行直接电刺激，确证双侧皮质脊髓束功能存在。

图 31　术中直接电刺激结果

术后患儿自主呼吸弱，气道保护性反射差，气道分泌物多，并出现肺部感染，予保留经鼻气管插管，呼吸机辅助呼吸，加强痰液引流，保持气道通畅，并予抗生素对抗感染。于术后第25天成功脱离呼吸机辅助呼吸，于术后第35天拔除经鼻气管插管。经进一步治疗，患儿于术后第46天出院。术后病理为毛细胞型星形细胞瘤。

出院时查体：神志清楚，精神可，营养不良体型，查体配合，双侧瞳孔等大等圆，直径3mm，双侧直接及间接对光反射灵敏，双眼视力粗测正常，双眼各向转动自如，面部感觉未见异常，双侧面纹对称，表情活动自如，双耳听力粗测正常，咽反射可，声音嘶哑，饮水呛咳，伸舌可，四肢肌力Ⅳ级，四肢肌张力未见明显异常，生理反射正常引出，病理征阴性，共济活动差，步态异常。

术后病理（图32）：毛细胞型星形细胞瘤。免疫组化结果：IDH1（+），Ki-67（约1%），GFAP（+），Syn（+），NeuN（−）。

本病例术后MRI影像学及术后生活状态（图33、图34）。

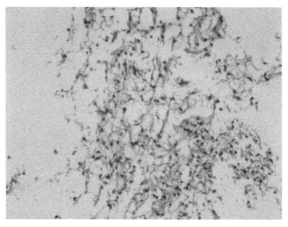

图32　术后病理：毛细胞型星形细胞瘤。免疫组化结果：IDH1（+），Ki-67（约1%），GFAP（+），Syn（+），NeuN（−）（彩图见彩插17）

术后12个月复查头部MRI，肿瘤全切除，右侧延髓形态部分恢复，未见肿瘤复发迹象。患儿术后12个月复诊时，四肢肌力Ⅴ级，共济活动可，无明显声音嘶哑、吞咽困难、饮水呛咳。

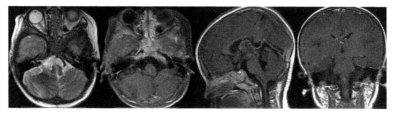

术后12个月复查头部MRI见：延髓形态明显恢复，无复发迹象，患儿KPS评分90。

图33　术后12个月复查MRI

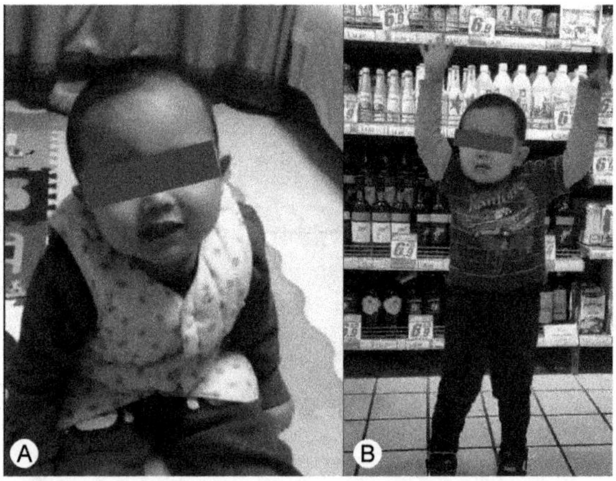

A：患儿术后 6 个月情况，无明显吞咽困难及饮水呛咳，营养状态恢复良好，下肢仍力弱，自主行走受限；B：患儿术后 12 个月情况，下肢肌力 V 级，可自主行走。

图 34　患儿术后生活状态

病例点评：

患儿年龄小、肿瘤体积大而且位于延髓是该病例最突出的特点。从术前 MRI 看肿瘤所位于的右侧延髓已经看不到正常组织。体格检查显示患者存在后组颅神经功能障碍；另外，由于肿瘤体积巨大，所以尽管四肢肌力尚可（提示锥体束较完整），但 DTI 无法重建出锥体束的具体位置。这些均意味着手术存在极大的风险，即便真如根据 MRI 所预估的病理为毛细胞星形细胞瘤，病人能否安然度过围手术期仍然具有极大的不确定性。如此小的患儿，术后肺炎、误吸、营养不良等并发症均可能是致命性的。

该病例曾经在学术会议上进行交流，世界各地的同行均表示这是一个奇迹。仔细思索在 DTI 无法提供有效信息的情况下，术中电生理监测起到了重要的作用；我们采用的是皮层下电刺激，刺激电极事先在导航系统内进行注册，从而可以将刺激的位置在导航中标记出来。但是目前电生理监测无法确定呼吸和心跳中枢的位置，因此显微外科手术基本功，日积月累中形成的对延髓解剖生理的深刻理解也是确保手术成功的必要条件。然而另外一个容易被忽视、但是值得深思的问题是：延髓功能的可塑性问题。从术后 1 年的 MRI 看延髓的形态基本恢复（中间仍然可以看到肿瘤切除后留下的缝隙），而且患者的身体功能得到明显的恢复，所有这些说明延髓功能具有极大的可塑性，如何研究延髓功能的可塑性是一个值得考虑的问题。

53. 病例三：脑桥 - 延髓星形细胞瘤

患者女性，36 岁。因右眼斜视伴视物成双 17 个月，左侧肢体无力 16 个月收入院。

入院查体：神志清楚，查体合作，双侧瞳孔等大，直径 3.0mm，直接及间接对光反射灵敏，右眼外展受限，水平复视（+）。面部感觉未见异常，左面纹略浅，额纹对称，示齿无偏斜，咽反射（+），伸舌居中，无舌肌萎缩，左侧肢体肌力Ⅳ级，余肢体肌力及肌张力正常，共济运动可，病理征及颈抵抗未引出。

MRI 检查：脑桥及延髓右侧异常信号影，胶质瘤可能性大。

完善相关检查后行右枕下乙状窦后入路开颅肿瘤切除术。术中于面神经内侧可见部分脑桥及延髓肿胀明显，切开肿胀脑干可见红色肿瘤，血供丰富，质软韧相间，边界不清。镜下分块近全切除肿瘤，手术顺利。

术后恢复平稳，出院查体：神志清楚，对答准确，双侧瞳孔等大，直径3mm，直接及间接对光反射灵敏，右眼外展受限，水平复视（+）。面部感觉未见异常，左面纹略浅，额纹对称，示齿无偏斜，咽反射（+），伸舌居中，无舌肌萎缩，左上肢肌力Ⅲ级，左下肢肌力Ⅴ级，右侧肢体肌力、肌张力正常，颈抵抗及病理征未引出。出院后给予放疗，定期随访。

术后病理（图35）：星形细胞瘤（WHO Ⅱ级）。

本病例术前及术后MRI影像学表现（图36～图44）。

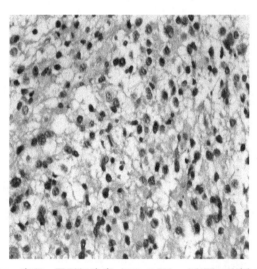

图35 病理：星形细胞瘤（WHO Ⅱ级）（彩图见彩插18）

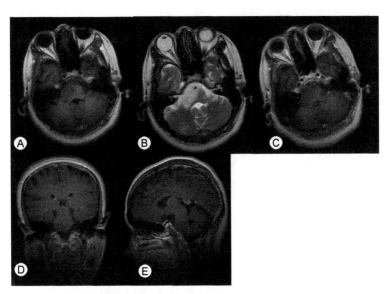

图 36　术前 MRI 显示肿瘤位于延髓腹外侧，T₁ 低信号，T₂ 高信号，注射造影剂后不强化，
与正常脑干组织之间似乎存在模糊的边界

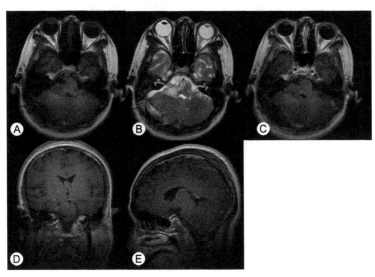

图 37　术后四天 MRI 显示肿瘤达到了近全切除

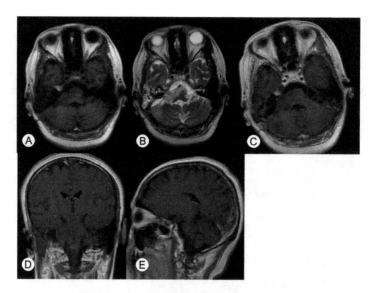

图 38　术后 3 个月 MRI 残余肿瘤基本稳定

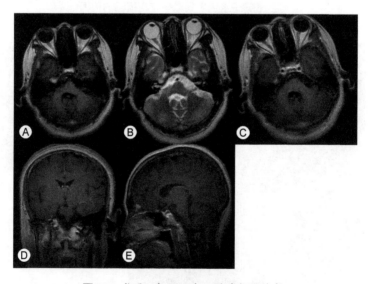

图 39　术后 1 年 MRI 未见肿瘤复发迹象

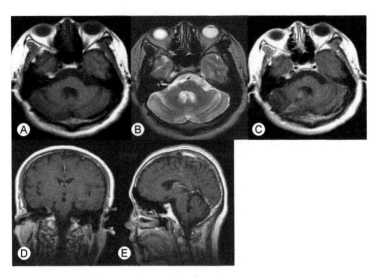

图 40 术后 2 年 MRI 未见肿瘤复发迹象，脑干形态基本恢复正常

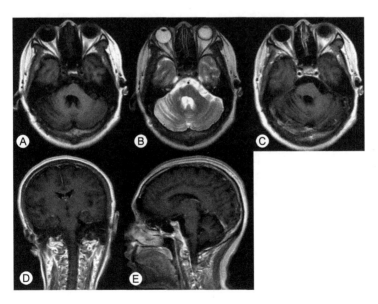

图 41 术后 3 年 MRI 未见肿瘤复发迹象，脑干形态基本恢复正常

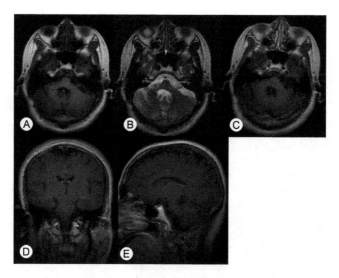

图 42　术后 4 年 MRI 未见肿瘤复发迹象，脑干形态基本恢复正常

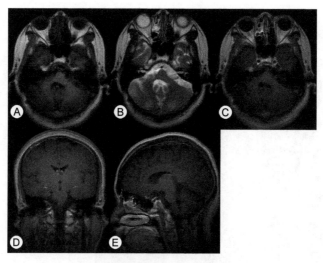

图 43　术后 5 年 MRI 未见肿瘤复发迹象，脑干形态基本恢复正常，
目前病人 KPS80 分

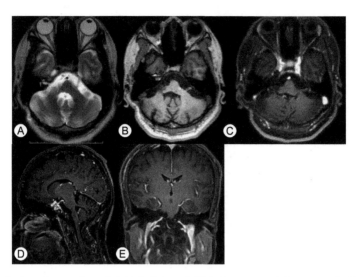

图 44　术后 10 年 MRI 未见肿瘤复发迹象，目前病人 KPS 80 分添加 2018 年的磁共振

病例点评：

该患者目前术后近 10 年，近期随访 KPS 评分 80 分，可以说她的远期预后是出乎我们当时预料的。该患者的肿瘤位于脑桥和延髓交界处偏右侧，肿瘤呈现弥漫性生长，边界欠清楚，但占位效应并不明显，所以并不能算是典型的 DIPG。手术时间为 2009 年，当时尚未开展 DTI 成像技术，因此术前无法推测锥体束的位置。根据解剖知识肿瘤位置偏腹侧，因此为保护锥体束，手术相对比较保守、仅仅切除了一部分外侧的肿瘤。事实证明这种选择是对的，患者接受了放疗之后肿瘤控制良好，术后功能恢复良好。从该病例可以看出成人脑干胶质瘤的预后显著优于儿童，手术医生的决策，尤其是对于切除程度的把握，对患者的预后具有至关重要的作用。另外放疗显然很好地控制了残余肿瘤的

生长，然而并不是所有的肿瘤均对放疗敏感，什么类型的肿瘤能够从放疗中最大程度的获益是值得研究的问题。

54. 病例四：脑桥胶质母细胞瘤

患儿男性，5 岁 9 个月，因走路不稳伴频繁跌倒 2 周，头痛 2 天收入院。

入院查体：神志清楚，精神良好，查体配合，双侧瞳孔等大正圆，双眼活动自如，各向运动正常，对光反射灵敏，面纹及额纹对称，面部感觉无异常，双耳听力粗测正常，无吞咽困难，无饮水呛咳，咳嗽反射可，转颈耸肩可。左上肢肌力 0 级，左下肢肌力Ⅲ级，左下肢肌张力高，右侧肢体肌力及肌张力正常。双侧病理征（+）。

术前 MRI 诊断：脑桥胶质瘤。

完善相关检查后，行右颞下岩前入路开颅肿瘤切除术。术中抬起颞叶，剪开小脑幕，磨除部分岩骨后，见肿瘤位于右侧脑桥，紫红色，质软韧，血供中等，边界欠清。在颅神经监测下分块切除肿瘤，大小约 2.0 cm × 2.0 cm × 3.0cm，动眼神经、三叉神经小心保护完好，手术顺利。

术后恢复平稳，出院查体：神志清楚，精神好，查体配合，双侧瞳孔等大正圆，双眼动可，各向运动正常，对光反射灵敏，面纹及额纹对称，面部感觉无异常，双耳听力粗测正常，无吞咽困难，无饮水呛咳，咳嗽反射可，转颈耸肩可。左上肢肌力Ⅳ

级，左下肢肌力Ⅲ级，右侧肢体肌力Ⅴ⁻级，双侧病理征（+）。出院后给予 TMZ 同步放化疗 +TMZ6 周期辅助化疗方案治疗，定期复诊。

术后病理（图 45）胶质母细胞瘤含少枝胶质细胞瘤成分（WHO Ⅳ级）。GFAP+，Oligo2+，Ki-67 约 60%。

本病例术前、术中及术后相关影像学表现（图 46～图 50）。

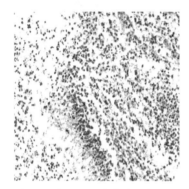

图45 病理：胶质母细胞瘤含少枝胶质细胞瘤
成分（WHO Ⅳ级）。GFAP+，Oligo2+，Ki-67 约 60%（图见彩插 19）

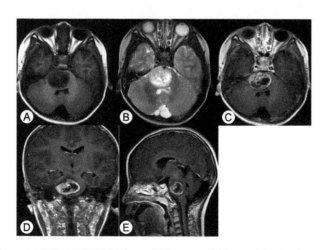

图46 术前 MRI 显示肿瘤位于脑桥内，T₁低信号，T₂高信号，注射造影剂后呈环形强化，
中心坏死区，提示肿瘤恶性程度较高

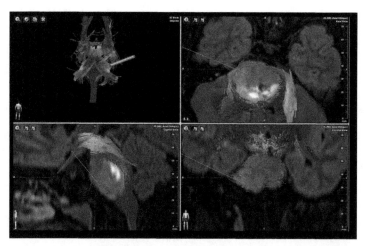

蓝色代表上下走行的纤维束，绿色代表前后走行的纤维束，红色代表左右走行的纤维束。重建结果显示肿瘤将运动和感觉纤维束一起推向了背侧（白色箭头），由于二者紧密相邻，无法区分开来。黄色箭头显示术中进入脑干的安全点。

图 47　术前DTI计划（图见彩插20）

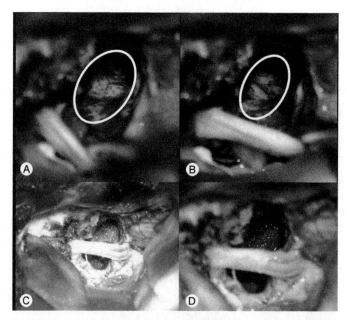

A、B：荧光显微镜下肿瘤呈黄色，C：白光下肿瘤切除之后，D：荧光下肿瘤切除后黄色消失。

图 48　术中情况（图见彩插21）

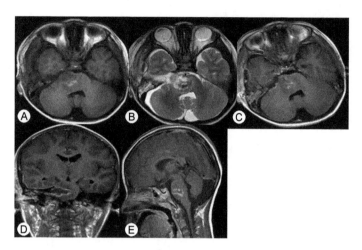

图 49　术后 1 周 MRI 显示肿瘤近全切除，瘤腔内信号混杂不一，
脑干水肿明显，瘤腔缩小

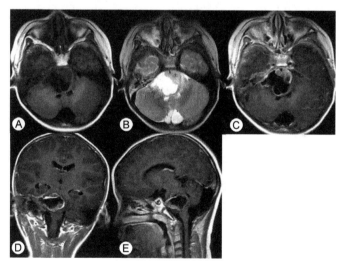

图 50　术后 3 个月见肿瘤残腔，及瘤腔腹侧团块样强化，
考虑肿瘤复发，但患者 KPS70 分

病例点评：

该患者的特点是起病急、病史短，入院时呈急性重症病容，

精神差，查体发现患者左侧上肢肌力 0 级，左下肢肌力Ⅲ级，双侧病理征阳性。MRI 的 T_2 像显示典型的 DIPG 表现，但是 T_1C 显示病变呈现胶质母细胞瘤样环形强化。临床和影像表现均提示肿瘤恶性程度较高、预后极差，那么是否具有手术指征？手术能否给患者带来获益呢？我们做了细致的术前评估（DTI、导航、黄荧光和电生理等等）、制订了最安全的手术方案，希望能在不增加现有神经功能障碍的情况下切除环形强化的肿瘤。结果不仅仅是令人欣慰的，而是出人意料的，患者术后症状竟然出现缓解，左侧上肢的肌力明显恢复，精神状态明显好转。放疗进一步控制了残余肿瘤，患者在术后 3 个月内生活可以自理，可以独立爬楼梯。3 个月后肿瘤复发（图 49），此后病情逐渐恶化，患者总生存期 6 个月。或许有人会用 6 个月来质疑手术的意义，但是这位患者的父母是无悔的，假如未曾手术，预后可能会更差。实际上，之所以采取手术，除了我们做了充足的准备和周详的计划之外，还有一部分原因是根据我们之前的经验，这类患者的预后极差，如放弃治疗选择观察，生存期甚至不足 1 个月。

　　另一个问题是，该患者是否可以直接进行放疗。我们认为直接放疗的风险比较高，当时患者病情极重，精神差、饮食差，同时伴有头痛，肿瘤体积也较大。这种情况下直接放疗，出现放疗相关并发症的概率极大。

55. 病例五：弥散内生型脑桥胶质母细胞瘤

患者男性，4 岁。因右下肢力弱 1 个月，口角歪斜、饮水呛咳 2 周收入院。

术前查体：神志清楚，精神可，言语不清晰，查体配合，双侧瞳孔等大等圆，直径 3mm，双侧直接及间接对光反射灵敏，双眼视力粗测正常，双眼各向转动自如，面部感觉未见异常，右侧面纹浅，右侧表情运动受限，双耳听力粗测正常，咽反射差，伸舌右偏，右侧肢体肌力Ⅳ级，右侧肌张力明显增高，右侧腱反射亢进，右侧病理征阳性，右侧肢体深浅感觉明显减退，左侧肢查体未见明显异常，右侧共济差，步态明显异常。

术前 MRI 示脑桥肿胀，其内囊片状长 T_2 长 T_1 信号，部分可见囊变，边缘欠清，病灶大小约为 30 mm×28 mm×28mm，增强扫描显示明显环形强化，高级别胶质瘤可能性大。

患者术前及术中相关影像学检查（图 51～图 53）。

入院完善相关检查后，行神经导航引导下左耳前颞下入路脑干肿瘤减瘤术，行左颞切口开颅，撑开器撑开皮肤切口，颅骨钻 1 孔，骨瓣游离，向颅底磨除颞骨，骨窗四周悬吊硬脑膜，切开硬脑膜，抬起颞叶，切开小脑幕，见肿瘤位于脑桥偏左，灰红色，质软，边界不清楚，血供丰富，显微镜下沿肿瘤大致边界小心分离，分块近全切除肿瘤，大小约 3.0cm×2.5cm×2.5cm，周围神经、血管保护良好。

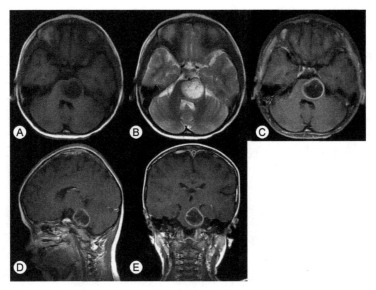

图 51　术前 MRI

术后 2 周查体：神志清楚，精神可，言语不清晰，查体配合，双侧瞳孔等大等圆，直径 3mm，双侧直接及间接对光反射灵敏，双眼视力粗测正常，双眼各向转动自如，面部感觉未见异常，右侧面纹浅，右侧表情运动受限，双耳听力粗测正常，咽反射可，伸舌居中，右侧肢体肌力Ⅳ级，右侧肌张力稍高，右侧肢体深浅感觉减退，左侧肢体肌力、肌张力及感觉未见明显异常，双侧生理反射正常引出，双侧病理征阴性，右侧共济差，步态明显异常。患者术后行同步放化疗，之后继行替莫唑胺 5/28 方案化疗 6 周期。患者术后 8 个月时，右侧肌力明显恢复，能够正常玩耍。

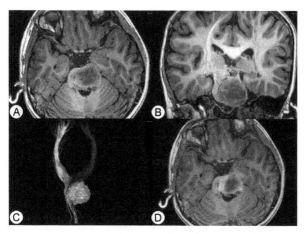

A：双侧皮质脊髓束（红色、绿色）及内侧丘系（黄色、蓝色）被病灶（橘色）明显推挤移位，B：
左侧皮质脊髓束（红色）被推挤至病灶右侧，C：左侧内侧丘系（蓝色）被推挤至病灶背侧。
D：术前 ^{11}C-PET 图像术前 ^{11}C-MET PET：病灶边缘对 ^{11}C-MET 呈现明显高摄取（金色）。

图 52　术前 DTI 图像（彩图见彩插 22）

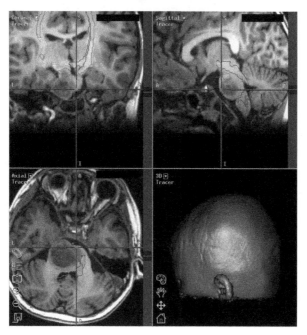

术中使用神经导航协助判断病灶边界，在安全的前提下尽可能地进行减瘤，图为手术减瘤进行至
病灶前缘。

图 53　术中导航图像（彩图见彩插 23）

术后病理（图54）：胶质母细胞瘤（WHO Ⅳ级）。免疫组化结果：H3K27M（−），Ki-67（局灶20%～30%），ATRX（±），MMP-9（±），EGFR（+），P53（+++）。

本病例术后MRI影像学（图55）及术后8个月时生活状态（图56）。

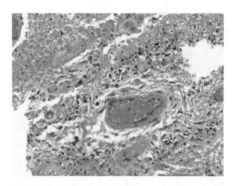

图54 术后病理：胶质母细胞瘤（WHO Ⅳ级）。免疫组化结果：H3K27M（−），Ki-67（局灶20%～30%），ATRX（±），MMP-9（±），EGFR（+），P53（+++）（彩图见彩插24）

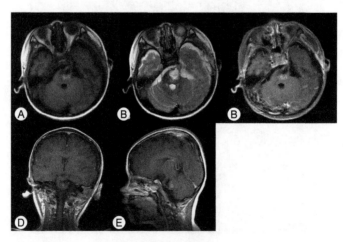

图55 术后MRI见：肿瘤近全切除，增强扫描后未见明显异常强化，瘤腔中不均匀信号为止血材料伪影

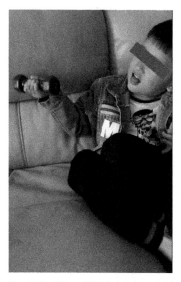

患儿术后 8 个月时四肢肌力 V 级，面纹对称，表情活动自如，能够正常玩耍。图为患儿术后 8 个月时右手单手举哑铃。

图 56　患儿术后 8 个月时生活状态

病例点评：

该患者的病情与病例四有相似之处，T_2 像为典型的 DIPG 表现，T_1C 表现为环形强化（环形强化在典型的 DIPG 中较为少见）。根据我们的经验，环形强化部分级别较高，该部分会加速病情进展，而且是增加放疗风险的因素。手术切除该部分多数情况下是安全可行的，从该患者的术后 MRI 可以看出，环形强化部分基本被全切除，而且并未给患者造成新的神经功能障碍。从技术角度考虑，术前的 DTI、术中导航和电生理监测为神经功能保护提供了极其重要的辅助信息。

56. 病例六：脑桥 - 延髓胶质瘤

患者男性，31 岁，因复视 2 个月收入院。

入院查体：神清语利，查体配合，双侧瞳孔等大正圆，右眼对光反射迟钝，右眼外展受限。面部感觉无异常，面纹及额纹对称，示齿可，伸舌居中，无吞咽困难及饮水呛咳，无声音嘶哑，转颈耸肩可。四肢浅感觉未见异常，四肢肌力及肌张力正常，病理征未引出。

术前 MRI：右侧脑桥占位：胶质瘤？

入院完善相关检查后行导航辅助下右远外侧入路肿瘤切除术，术中见肿瘤位于桥延交界区，位于右腹侧，灰红色，质软韧，边界不清楚，血供不丰富，在导航辅助下，显微镜下沿肿瘤大致边界小心分离，分块部分切除肿瘤，电生理监测下周围神经、血管保护良好，手术顺利。

术后恢复平稳，术后一周查体：神清语利，查体配合，双侧瞳孔等大正圆，右眼对光反射迟钝，右眼外展受限。面部感觉无异常，面纹及额纹对称，示齿可，伸舌居中，无吞咽困难及饮水呛咳，无声音嘶哑，转颈耸肩可。四肢浅感觉未见异常，四肢肌力及肌张力正常，病理征未引出。术后 23 天患者出现脑积水，给予左侧脑室腹腔分流术。术后患者恢复可。

出院查体：神清语利，查体配合，双侧瞳孔等大正圆，右眼对光反射迟钝，右眼外展受限。四肢肌力 V 级，病理征未引出。出院后给予 TMZ 同步放化疗 +TMZ 6 周期辅助化疗方案治疗。

术后定期复诊随访。

患者术前及术后相关影像学检查（图57，图58）。

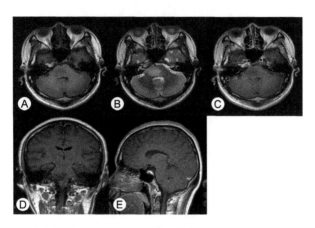

最终病理结果显示病变为 WHO Ⅲ级的星形细胞瘤，因此 MRI 在鉴别不强化的Ⅲ级肿瘤和Ⅱ级肿瘤时仍有一定的局限性。

图 57　术前 MRI 是肿瘤位于脑桥延髓交界处，T_1 略低信号，T_2 高信号，注射造影剂后无强化，提示肿瘤恶性程度较低

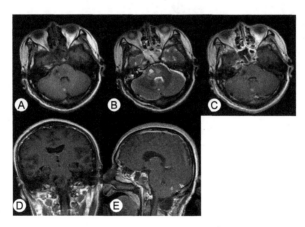

图 58　术后 10 天 MRI 显示肿瘤近全切除

术后病理（图59）：间变性星形细胞瘤（WHO Ⅲ级）P-170+，MGMT+，MMP-9-，PTEN+，EGFR++，P53++，VEGF-，Ki-

67++，TOPOII++，GST- \。

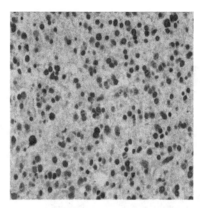

图 59　病理：间变性星形细胞瘤（WHO III级）P-170+，MGMT+，MMP-9-，PTEN+，EGFR++，P53++，VEGF-，Ki-67++，TOPOII++，GST-\（彩图见彩插 25）

本病例术后 2 年随访时的 MRI 影像学（图 60）。

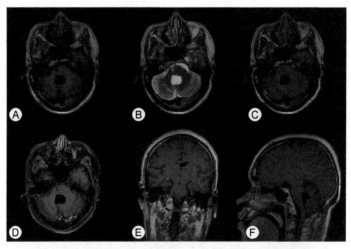

图 60　术后两年 MRI 可见脑干形态及信号基本恢复正常，脑干内可见肿瘤切除后的残腔。目前患者生活可以自理

病例点评：

该患者为成年男性，其肿瘤位于右侧脑桥延髓沟上下，较

局限，与之相对应患者仅有单一脑神经（右侧外展神经）受累，MRI 显示肿瘤并不增强，提示为低级别胶质瘤（尽管最终病理结果为 WHO Ⅲ 级）。该患者接受手术时，尚未开展 DTI 成像技术，因此术前无法判断肿瘤和锥体束的关系，因此在进行手术切除时相对保守。术后行 TMZ 同步放化疗 +TMZ 6 周期辅助化疗，术后 2 年复查的 MRI 显示残余肿瘤消退，该患者的总生存期 45 个月。

57. 病例七：中脑 – 丘脑毛细胞型星形细胞瘤

患儿男性，13 岁，因进行性右侧肢体无力 2 个月，饮水呛咳 20 余天收入院。

入院查体：神志清楚，反应尚可，言语含混不清，查体合作，双眼运动正常，双侧瞳孔等大正圆，直径 4mm，对光反射迟钝，粗测双眼视力正常，右侧鼻唇沟变浅，口角稍左偏，耳鼻一般检查无异常，伸舌居中，吞咽稍困难，口腔分泌物较多。共济运动差，右侧明显，右侧上肢肌力 Ⅲ 级，右侧下肢肌力 Ⅳ 级，肌张力稍高，右侧半身感觉减退，生理反射左侧迟钝，右侧病理征（+）。

术前 MRI：左侧丘脑、中脑及脑桥左侧占位：胶质瘤可能性大；梗阻性幕上脑积水；大枕大池；双侧上颌窦黏膜下囊肿。

入院完善相关检查后，行导航下左颞下入路丘脑脑干肿瘤切除术，术中抬起颞叶，切开小脑幕，见脑干肿胀，菲薄的脑组织下即见肿瘤，淡黄色，外形不规则，边界欠清楚，质地中等，血供较丰富，可见陈旧出血和坏死。累及脑桥、中脑及丘脑，导航下结合显微镜下分离肿瘤边缘，超吸分块切除病灶，大小约5.0 cm×3.5 cm×3.0cm，右侧三叉神经、滑车神经、大脑后动脉等均保护完好，手术顺利。

术后恢复平稳，术后一周查体：神志清楚，反应可，言语较入院前好转，查体合作，双眼运动正常，双侧瞳孔等大正圆，直径4mm，对光反射迟钝，粗测双眼视力正常，面纹对称，伸舌居中，咳嗽及吞咽反射正常。右侧上肢肌力Ⅰ级，下肢肌力Ⅳ级。出院后定期随访。术后3个月复查头颅MRI。

术后病理：毛细胞型星形细胞瘤。Ki-67偶见阳性细胞，NeuN阴性。因病理为毛细胞型星形细胞瘤，WHO Ⅰ级，而且手术中全切肿瘤，所以未建议进行放化疗。

患者术前及术后相关影像学检查（图61～图63）。

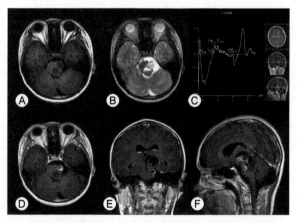

图61　术前MRI显示肿瘤累及丘脑、中脑、脑桥，囊实性，囊形态不规则，内部信号不均一，但囊壁薄，肿瘤边界清楚，瘤周无水肿。MRS未发现肿瘤区域NAA降低，Cho升高

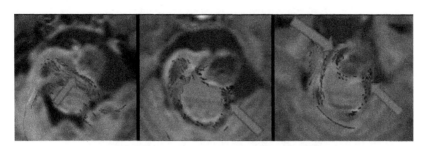

图 62　术前 DTI 重建结果：蓝色显示脑干内上下走行的皮质脊髓束和感觉传导束，肿瘤并未破坏纤维束，而是推挤为主（彩图见彩插 26）

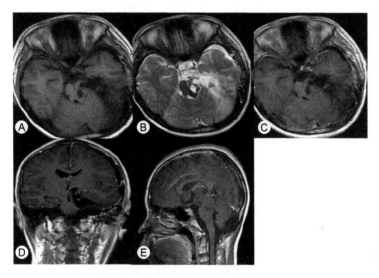

图 63　术后 1 周 MRI 显示肿瘤全切

术后病理（图 64）：毛细胞型星形细胞瘤。Ki-67 偶见阳性细胞，NeuN 阴性。

本病例术后相关影像学检查（图 65 ～图 67）。

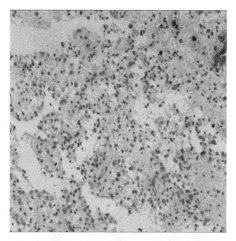

图 64　术后病理：毛细胞型星形细胞瘤。
Ki-67 偶见阳性细胞，NeuN 阴性（彩图见彩插 27）

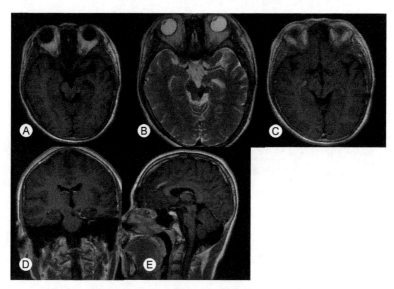

图 65　术后 3 个月 MRI 术区未见明显异常，患者 KPS70 分

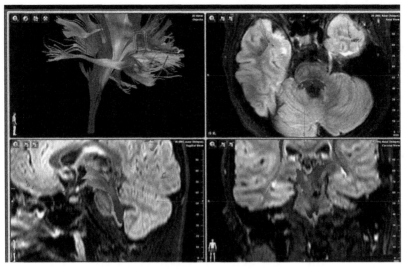

图 66　术后半年 DTI 重建结果显示皮质脊髓束（红色）和
感觉传导束（蓝色）均完整（彩图见彩插 28）

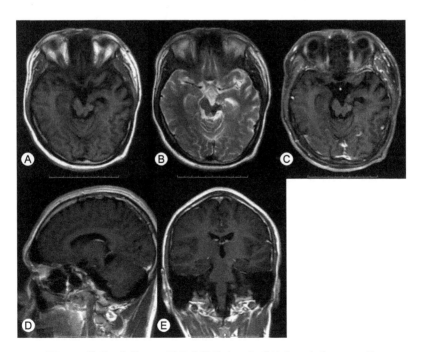

图 67　术后 5 年的 MRI 显示病情稳定无复发迹象，患者 KPS90 分

病例点评：

该患者就诊时表现为多种神经功能障碍，且进行性加重；传统 MRI 上肿瘤内部信号混杂、多囊变，肿瘤明显强化；综合临床和传统 MRI 影像特点考虑为胶质母细胞瘤的可能性较大。此外，肿瘤的体积较大，向上累及丘脑向下到达脑桥，手术风险较高，若术后现有神经功能障碍进一步加重，甚至出现昏迷（中脑为意识中枢），则手术没有任何意义。然而仔细分析病情会发现，多组神经功能障碍的持续加重并不一定是肿瘤破坏性症状，也有可能是肿瘤对周围正常组织压迫造成的，肿瘤内的囊性成分体积变大可能是造成压迫进行性加重从而表现出临床症状进行性加重的原因。如果是压迫性的症状，那么通过手术切除解除压迫，患者的症状将得到缓解。所幸的是 DTI 成像支持第二种假设，如图 62 所示中脑的纤维束均被肿瘤推挤至周边，并没有被破坏。最终手术结果进一步证实了我们之前的推测。组织病理结果为毛细胞型星形细胞瘤更是和第一印象截然相反。这个患者给我们的经验是毛细胞型星形细胞瘤和胶质母细胞瘤的临床和影像鉴别有时会很困难，即便被认为是金标准的组织病理，鉴别这二者有时也会存在极大的挑战，因此全面细致的综合分析非常有必要，对于组织病理鉴别诊断困难的患者还需要加做分子病理辅助鉴别。

58. 病例八：局灶型中脑 – 脑桥胶质瘤

患者男性，23 岁，因间断右侧肢体麻木无力 20 天收入院。

入院查体：神志清楚，精神可，言语流利，查体合作，双侧瞳孔等大等圆，直径 3mm，直接及间接对光反射灵敏，双眼运动可，各向运动正常，面部感觉无异常，面纹及额纹对称，双耳听力粗测尚可，主动及被动咳嗽反射良好，咽反射可，转颈耸肩可。右侧躯体感觉减退，右侧肢体肌力Ⅳ级，余肢体肌力及肌张力未见明显异常，余感觉系统未见明显异常，病理征（–）。

术前 MRI：脑桥胶质瘤可能性大。

完善相关检查后，行左耳前颞下开颅肿瘤切除术。术中黄荧光下见肿瘤位于左侧脑干三叉神经上方及下方，磨除大小约 4mm×8mm 范围岩骨骨质，在三叉神经上方切开脑干，见肿瘤紫红色，质地软，供血极为丰富，边界不清，与周围脑干组织无明显边界。先瘤内切除部分肿瘤，压迫止血，然后小心沿肿瘤周边分离，分块近全切除病灶，大小约 4.5 cm×4.0 cm×3.0cm，手术顺利。

术后恢复平稳，出院查体：神志清楚，精神可，言语流利，查体合作，双侧瞳孔等大等圆，直径 3mm，直接及间接对光反射灵敏，双眼运动可，各向运动正常，面部感觉无异常，面纹及额纹对称，双耳听力粗测尚可，主动及被动咳嗽反射良好，咽反射可，转颈耸肩可。右侧躯体感觉减退，右侧肢体肌力 Ⅴ级，余肢体肌力、肌张力未见明显异常，病理征（–）。出院后给予

TMZ 同步放化疗 +TMZ 6 周期化疗方案治疗，术后定期复诊。

患者术前及术后相关检查（图 68 ～图 71）。

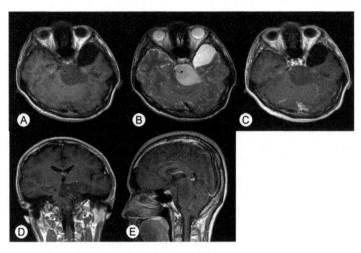

图 68　术前 MRI 显示肿瘤位于中脑脑桥，偏心性生长，和脑干之间边界清楚，
注射造影剂后肿瘤内部散在强化灶

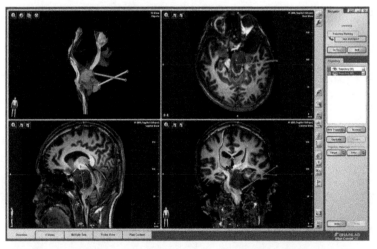

图中绿色为皮质脊髓束，蓝色为感觉传导束，肿瘤将皮质脊髓束挤向背内侧。

图 69　术前 DTI 计划（彩图见彩插 29）

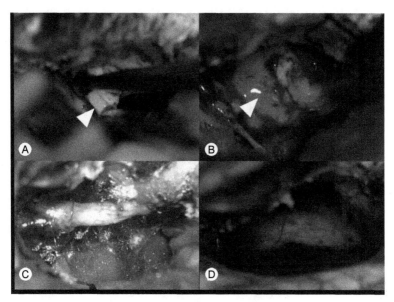

A，B：白色箭头显示肿瘤明显黄染；C：肿瘤切除后白光下所见；D：肿瘤切除后荧光显微镜下
显示黄色消失。

图 70　术中所见（彩图见彩插 30）

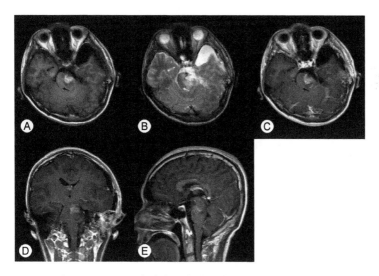

图 71　术后一周 MRI：瘤腔的异常信号为止血材料和创面修复反应

术后病理（图 72）：间变性星形细胞瘤（WHO Ⅲ 级）；GFAP+，Oligo2+，MAP-2+，SYN、NeuN 偶见阳性细胞，Ki-67 10% ～ 20%。

本病例术后 1 年影像学检查（图 73）。

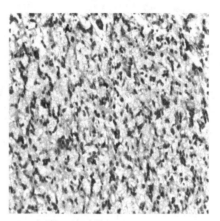

图 72　病理：间变性星形细胞瘤（WHO Ⅲ级）；GFAP+，Oligo2+，MAP-2+，SYN、NeuN 偶见阳性细胞，Ki-6710% ～ 20%（彩图见彩插 31）

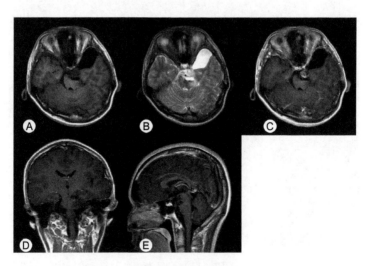

图 73　术后 1 年 MRI：显示肿瘤近全切除，患者行动自如，KPS80 分

病例点评：

该患者的肿瘤位于左侧中脑和桥脑交界处，边界清楚但体积较大，尤其是在中脑层面（图69）肿瘤已经占据了整个中脑大脑脚和中脑被盖；除背侧被盖外，已经没有可以辨识的正常中脑组织。边界清楚的肿瘤一般为膨胀性生长，对周围组织以推挤为主，然而在常规 T_1、T_2 和 T_1C 像上我们无从判断锥体束等结构被推挤至何处。DTI 纤维束完全位于肿瘤周边，被推挤向背侧和中线侧，这种信息对于制定最优的手术入路和术中把握切除程度具有非常重要的意义。从术后 MRI 看，肿瘤近全切除，且未加重患者已有的神经功能障碍；该病例同样提示中脑功能具有极大的可塑性。

59. 病例九：中脑顶盖星形细胞瘤

患者女性，13岁。因发现颅内占位2年，复查发现病变增大2个月收入院。

术前查体：神志清楚，精神可，言语流利，查体配合，双侧瞳孔等大等圆，直径3mm，双侧直接及间接对光反射灵敏，双眼视力粗测正常，双眼各向转动自如，面部感觉未见异常，双侧面纹对称，表情活动自如，双耳听力粗测正常，咽反射可，伸舌有力，四肢肌力Ⅴ级，四肢肌张力未见明显异常，生理反射正常引出，病理征阴性，共济活动可，步态未见明显异常。

术前MRI：中脑背侧、三室后可见一类圆形不均匀长 T_1 长

T_2 信号影，DW 序列呈等 / 稍高信号，大小约 18 mm × 21 mm ×27mm，边界尚清；增强后，上述病变边缘见轻微环状强化。星形细胞瘤可能性大。

入院完善相关检查后，行神经导航引导下右顶枕开颅枕下经小脑幕入路脑干肿物切除术，术中颅骨钻 2 孔，铣刀铣下骨瓣约 6cm × 6cm，暴露硬膜下界达横窦，内侧界达上矢状窦、窦汇。四周悬吊硬膜，十字形剪开硬膜，脑压稍高，轻抬枕叶，牵拉枕叶沿小脑幕探查，切开小脑幕缘，见肿瘤位于中脑顶盖，居中，灰红色，质中，边界欠清，血运丰富，与周边脑组织粘连，大小约 2cm × 2cm × 2cm，先分块切除肿瘤，后分离周边，完整切除肿瘤，切除肿瘤后见三脑室开放。

术后恢复平稳，术后第二天查体：双眼上视、下视障碍，余未见明显异常；术后一周查体：神志清楚，精神可，言语流利，查体配合，双侧瞳孔等大等圆，直径 3mm，双侧直接及间接对光反射灵敏，双眼视力粗测正常，双眼各向转动自如，面部感觉未见异常，双侧面纹对称，表情活动自如，双耳听力粗测正常，咽反射可，伸舌有力，四肢肌力Ⅴ级，四肢肌张力未见明显异常，生理反射正常引出，病理征阴性，共济活动可，步态未见明显异常。患者于术后一周出院。因病理级别较低，未建议进行放化疗。

患者术前相关影像学检查（图 74，图 75）。

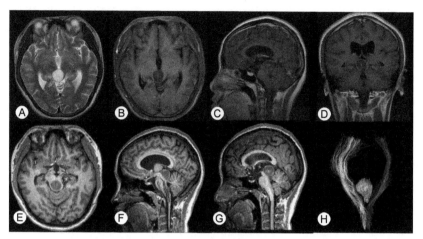

A ～ D：术前 MRI 见中脑背侧、三室后可见一类圆形不均匀长 T_1 长 T_2 信号影，DW 序列呈等 / 稍高信号，大小约 18 mm×21mm×27mm，边界尚清；增强后，上述病变边缘见轻微环状强化。
E ～ H：术前 DTI 成像重建图。双侧皮质脊髓束（红色、绿色）及双侧内侧丘系（黄色、蓝色）未见明显移位、被推挤或破坏征象；双侧皮质脊髓束及双侧内侧丘系不与病变（橘色）紧贴。

图 74 术前 MRI 和术前计划（彩图见彩插 32）

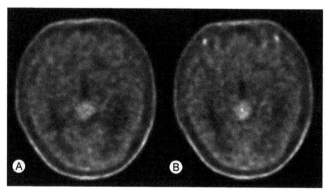

图 75 术前 PET 成像。术前 PET：病变区域对 ^{11}C-MET 呈现明显高摄取

术后病理（图 76）：镜下见变性血管丛，血管之间缝隙内见少许肿瘤细胞，增殖不活跃，符合低级别星形细胞瘤。免疫组化结果：H3K27M（－），Ki-67（个别阳性），GFAP（＋），Olig-2（＋），

EMA（±），P53（个别阳性），L1CAM（－）。

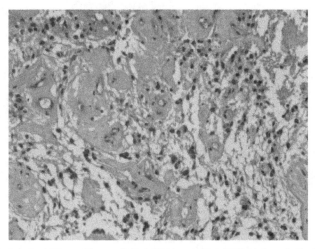

图 76　术后病理（图）：镜下见变性血管丛，血管之间缝隙内见少许肿瘤细胞，
增殖不活跃，符合低级别星形细胞瘤。免疫组化结果：H3K27M（－），
Ki-67（个别阳性），GFAP（＋），Olig-2（＋），EMA（±），
P53（个别阳性），L1CAM（－）（彩图见彩插 33）

本病例术后 6 个月影像学检查（图 77）。

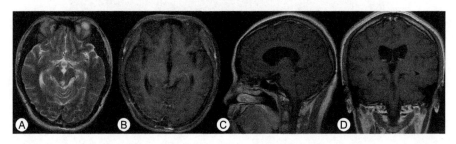

图 77　术后 6 个月复查 MRI。肿瘤全切除未见复发迹象，脑干形态基本恢复正常

病例点评：

该患者为偶然发现的中脑顶盖胶质瘤，并无明显神经功能障
碍。顶盖胶质瘤多为低级别，生长极其缓慢，预后较好，对于无

明显症状者可以动态观察，注意有无脑积水。若出现梗阻性脑积水可行分流手术或肿瘤切除术。该患者的肿瘤在 PET 成像上显示为 ^{11}C-MET 高摄取灶，应该避免此信息进行过度解读而将其视为高级别肿瘤。

60. 病例十：中脑低级别星形细胞瘤

患者女性，14 岁。因反复头痛伴视物模糊 1 个月，右侧肢体力弱半个月收入院。

术前查体：神志清楚，精神可，言语流利，查体配合，双侧瞳孔等大等圆，直径 3mm，双侧直接及间接对光反射灵敏，双眼视力粗测正常，双眼各向转动自如，面部感觉未见异常，双侧面纹对称，表情活动自如，双耳听力粗测正常，咽反射可，伸舌有力，四肢肌力Ⅳ级，四肢肌张力未见明显异常，生理反射正常引出，病理征阴性，共济活动欠佳，步态异常。

术前 MRI（图 78）：脑干增粗变形，脑桥、中脑背侧偏右可见约 28mm×33.9mm 团块状长 T_1 长 T_2 信号影，边界欠清，信号欠均，第四脑室受压变形，中线结构基本居中，幕上脑室对称性扩大变形，胶质瘤可能性大。

入院完善相关检查后，行神经导航引导下右顶枕开颅脑干肿物切除术，术中颅骨钻孔 3 枚，铣刀铣下骨瓣约 5cm×6cm，暴露硬膜下界达横窦，内侧界达上矢状窦、窦汇。四周悬吊硬膜。十字形剪开硬膜，轻抬枕叶，牵拉枕叶沿小脑

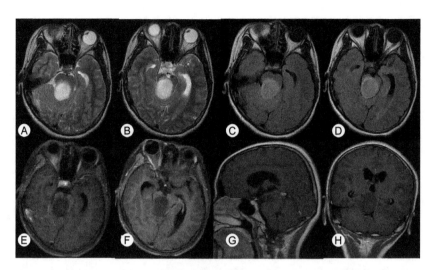

术前 MRI 见脑干增粗变形，脑桥、中脑背侧偏右可见约 28mm×33.9mm 团块状长 T_1 长 T_2 信号影，边界欠清，信号欠均，第四脑室受压变形。A，B：T_2 加权影像；C，D：T_2 FLAIR 影像；E～H：增强 T_1 加权影像。

图 78 术前 MRI

幕探查，切开小脑幕缘，见肿瘤位于中脑及脑桥，偏右，灰红色，质韧，边界欠清，血运中等，与周边脑组织粘连，大小约 2.5cm×3.3cm×2.5cm，先分块切除肿瘤，后分离周边，导航及电生理监测下完整切除肿瘤，切除肿瘤后见导水管开放。

术后一周查体：神志清楚，精神可，言语流利，查体配合，双侧瞳孔等大等圆，直径 3mm，双侧直接及间接对光反射灵敏，双眼视力粗测正常，双眼各向转动自如，面部感觉未见异常，双侧面纹对称，表情活动自如，双耳听力粗测正常，咽反射可，伸舌有力，四肢肌力Ⅳ级，四肢肌张力未见明显异常，生理反射正常引出，病理征阴性，共济活动欠佳，步态异常。术后病

理：星形细胞瘤（WHO Ⅱ级）。免疫组化结果：H3K27M（−），
Ki-67（约 1%），MGMT（+，局灶 ++），IDH1（±）。患者术后
2 立体定向放射治疗，并使用替莫唑胺化疗六周期。

患者于术后一周出院。术后 18 个月复查头部 MRI 见：中脑
右背侧可见片状长 T_1、T_2 信号影，边界尚清，Flair 序列呈低信号、
伴边缘稍高信号；增强扫描后术区脑膜可见线样强化。

患者术前及术中的影像学相关检查（图 79 ～图 80）。

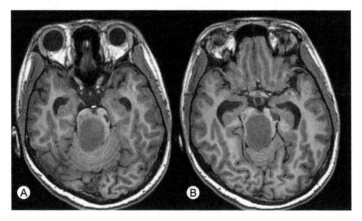

双侧皮质脊髓束（红色、绿色）及双侧内侧丘系（黄色、蓝色）存在移位、被推挤征象。

图 79　术前 DTI 纤维束成像（彩图见彩插 34）

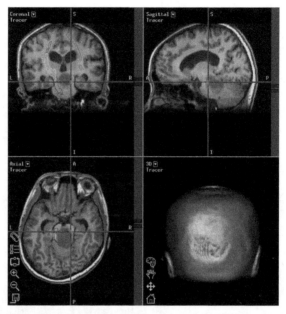

术中使用神经导航协助判断肿瘤边界并判断与纤维束距离，尽可能保护患者神经功能。图中显示手术切除位置达到肿瘤右前边缘并接近右侧皮质脊髓束（绿色区域）。

图80　术中神经导航图像（彩图见彩插35）

术后病理（图81）：星形细胞瘤（WHO Ⅱ级）。

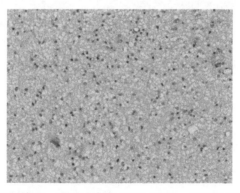

图81　组织病理：星形细胞瘤（WHO Ⅱ级）（彩图见彩插36）

本病例术后 18 个月 MRI 检查及行走情况（图 82，图 83）。

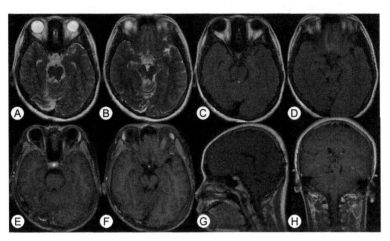

图 82　术后 18 个月复查 MRI。肿瘤完全切除，未见复发迹象

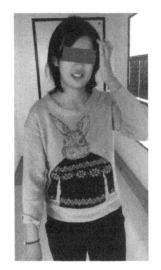

术后 18 个月，患者门诊复查，查体显示双眼各向活动自如，四肢肌力 V 级，步态未见明显异常。

图 83　患者术后 18 个月行走情况

病例点评：

从术前 MRI 看该患者的肿瘤体积较大，累及了双侧中脑，正常情况下双侧导水管周围灰质和上行网状结构所在的区域已经被肿瘤占据；再加上肿瘤的边界并不是十分清楚，所以该手术的风险较大。术后容易出现昏迷、双侧动眼神经和滑车神经麻痹和 Parinaud 综合征。尽管 DTI 显示锥体束和内侧丘系均位于肿瘤的周围，但是 DTI 未能提供导水管周围灰质和网状结构的信息，在这种情况下术中电生理监测极为重要，一定要与麻醉医生和电生理监测医生充分沟通，排除一切非手术的干扰因素。然而从术后 6 个月复查情况看，患者的双侧动眼神经、滑车神经、构音功能和共济功能均正常；MRI 上脑干形态恢复正常。通过术前术后 MRI 对比可知，对于体积较大的肿瘤术前判断肿瘤的起源位置比较困难，判断肿瘤对周边组织是以浸润还是以推挤为主同样比较困难；脑干对于推挤的耐受能力极强，手术减轻压迫后症状往往会获得明显缓解。

（张力伟　泮长存　肖　雄　整理）

出版者后记
Postscript

科学技术文献出版社自 1973 年成立即开始出版医学图书，40 余年来，医学图书的内容和出版形式都发生了很大变化，这些无一不与医学的发展和进步相关。《中国医学临床百家》从 2016 年策划至今，感谢 600 余位权威专家对每本书、每个细节的精雕细琢，现已出版作品近百种。2018 年，丛书全面展开学科总主编制，由各个学科权威专家指导本学科相关出版工作，我们以饱满的热情迎来了《中国医学临床百家》丛书各个分卷的诞生，也期待着《中国医学临床百家》丛书的出版工作更加科学与规范。

近几年，中国的临床医学有了很大的发展，在国际医学领域也开始崭露头角。以北京天坛医院牵头的 CHANCE 研究成果改写美国脑血管病二级预防指南为标志，中国一批临床专家的科研成果正在走向世界。但是，这些权威临床专家的科研成果多数首先发表在国外期刊上，之后才在国内期刊、会议中展现。如果出版专著，又为多人合著，专家个人的观点和成果精华被稀释。为改变这种零落的展现方式，作为科技部所属的唯一一家出版机构，我们有责任为中国的临床医生提供一个系统展示临床研究成果的舞台。为此，我们策划出版了这套高端医学专著——《中国医学临床百家》丛书。

"百家"既指临床各学科的权威专家，也取百家争鸣之义。

丛书中每一本书阐述一种疾病的最新研究成果及专家观点，按年度持续出版，强调医学知识的权威性和时效性，以期细致、连续、全面展示我国临床医学的发展历程。与其他医学专著相比，本丛书具有出版周期短、持续性强、主题突出、内容精练、阅读体验佳等特点。在图书出版的同时，同步通过万方数据库等互联网平台进入全国的医院，让各级临床医师和医学科研人员通过数据库检索到专家观点，并能迅速在临床实践中得以应用。

在与作者沟通过程中，他们对丛书出版的高度认可给了我们坚定的信心。北京协和医院邱贵兴院士说"这个项目是出版界的创新……项目持续开展下去，对促进中国临床学科的发展能起到很大作用"。中国人民解放军第二军医大学孙颖浩校长表示"我鼓励我国的泌尿外科医生把自己的创新成果和宝贵的经验传播给国内同行，我期待本丛书的出版"；北京大学第一医院霍勇教授认为"百家丛书很有意义"。我们感谢这么多临床专家积极参与本丛书的写作，他们在深夜里的奋笔，感动着我们，鼓舞着我们，这是对本丛书的巨大支持，也是对我们出版工作的肯定，我们由衷地感谢作者的支持与付出！

在传统媒体与新兴媒体相融合的今天，打造好这套在互联网时代出版与传播的高端医学专著，为临床科研成果的快速转化服务，为中国临床医学的创新及临床医师诊疗水平的提升服务，我们一直在努力！

科学技术文献出版社

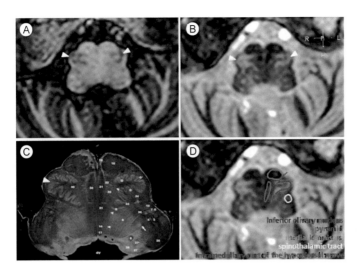

A、B 中白色箭头为下橄榄核；C 为脑干标本体外 11.4T 磁共振扫描得到的图谱；D 中绿色：皮质
脊髓束，蓝色：内侧丘系，红色：下橄榄核，粉色：舌下神经，黄色：小脑下脚。

彩插 1　使用翻转恢复技术在 3T 上得到的神经核团信息（见正文 P017）

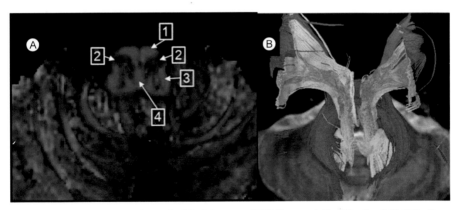

A：延髓横截面 DTI 原始图像 1：皮质脊髓束，2：下橄榄核，3：小脑下脚，4：内侧丘系；B：
纤维束重建图像：蓝色：皮质脊髓束，粉色：内侧丘系，橙色：小脑上脚，红色：小脑中脚，绿色，
小脑下脚。

彩插 2　高分辨率 DTI 成像提供的更精细的纤维束和结构信息（见正文 P024）

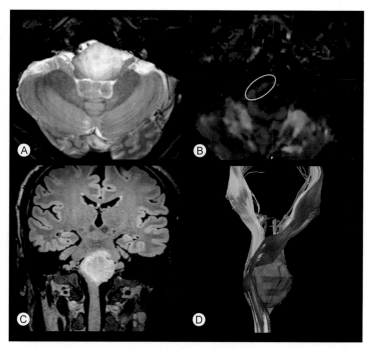

A：轴位 T$_2$ 像显示延髓肿瘤；B：冠状位 T$_2$Flair 像显示肿瘤呈球形，延髓明显膨胀；C：DEC 图，白色圆圈内清楚地显示出双侧的皮质脊髓束；D：DTI 纤维束重建结果（前后位），红色为肿瘤，蓝色为左侧的皮质脊髓束，绿色为右侧的皮质脊髓束，由于肿瘤的推挤同侧皮质脊髓束明显向对侧移位。该患者有明显的四肢乏力感，查体显示右侧肢体肌力Ⅳ级，左侧肢体肌力Ⅴ级。

彩插 3　皮质脊髓束和肿瘤的第一种关系：皮质脊髓束受到肿瘤的单纯推挤，没有被破坏（见正文 P026）

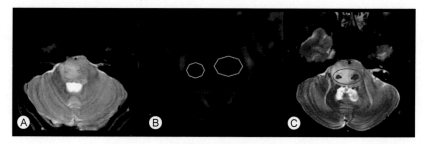

A：平扫轴位 T$_2$ 加权像，显示这个脑桥横断面弥散性信号异常，右侧重左侧轻，脑干没有明显的肿胀变形；B：DEC 图显示脑桥无明显膨胀，皮质脊髓束位置未发生明显变化（黄色圆圈内），FA 值明显降低；C：T$_2$ 与重建纤维束的融合像，显示皮质脊髓束在肿瘤内的位置（红色圆圈内）。该患者有明显的四肢乏力感，伴有轻度走路不稳，神经系统查体显示双侧肌力Ⅴ级。我们认为这种生长类型的肿瘤才是真正意义上的 DIPG，具体到该患者由于脑干并没有明显肿胀，脑干内结构没有被明显的推移，所以不建议手术。

彩插 4　皮质脊髓束和肿瘤的第二种关系：皮质脊髓束从肿瘤中间穿过（见正文 P027）

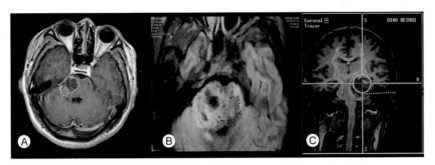

A：轴位 T_1 增强像显示右侧脑桥内一环形强化病变；B：DEC 和 T_1Flair 重合图像上显示重建的纤维束，见肿瘤将皮质脊髓束推向内侧，部分皮质脊髓束受到肿瘤破坏，从而无法重建出来；C：术中镜下导航显示肿瘤和皮质脊髓束的位置关系。患者就诊时丧失自行走能力，左侧肌力Ⅲ级，右侧肌力Ⅳ级。左侧肌张力高，腱反射亢进，病理征阳性。

彩插 5　皮质脊髓束和肿瘤的第三种关系：肿瘤推挤同时破坏皮质脊髓束（见正文 P027）

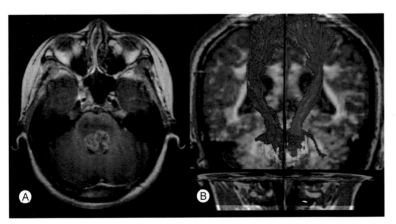

A：轴位 T_1 增强扫描，显示脑桥内的肿瘤，部分强化，腹侧水肿较明显；B：DTI 重建结果（前后位）显示纤维束在肿瘤前方中断。然而神经系统查体显示患者左侧肌力Ⅳ级，右侧肌力Ⅴ级，提出重建结果为假阴性。

彩插 6　皮质脊髓束和肿瘤的第四种关系：进行纤维束重建时显示皮质脊髓束中断（见正文 P028）

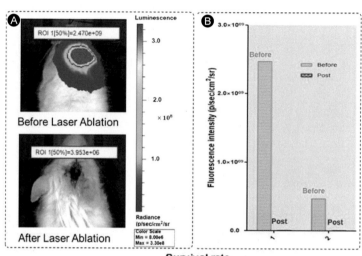

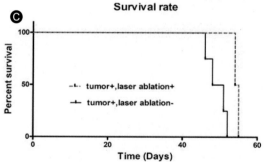

A：治疗前（上）、治疗后（下）的活体荧光成像；B：治疗前、后量化荧光肿瘤负荷；C：生存曲线。

彩插 7　活体荧光成像及双光子影像引导的激光消融治疗（见正文 P033）

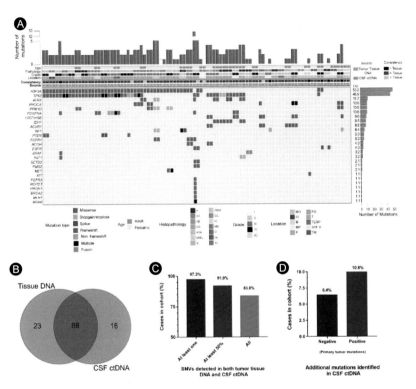

A：47 对脑脊液 ctDNA 和肿瘤 DNA 测序结果对比图；B，C：绝大多数患者脑脊液 ctDNA 和肿瘤 DNA 突变谱具有高度的一致性；D：17% 患者的脑脊液中可以发现其配对组织中无法检测出的基因突变信息，其中约 50% 的患者肿瘤组织中未检测到任何基因突变信息。

彩插 8　脑脊液 ctDNA 可以准确反映其配对肿瘤组织的基因突变信息（见正文 P049）

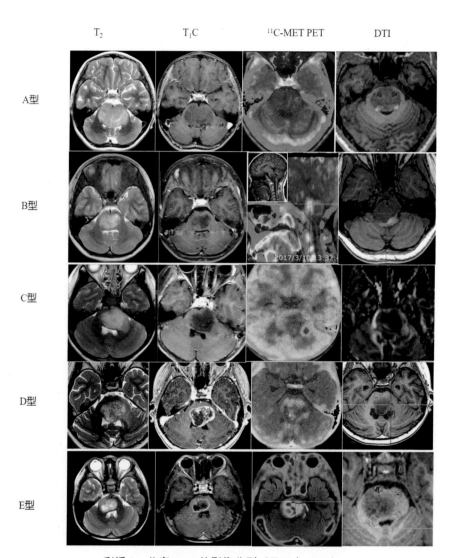

彩插 9 　儿童 DIPG 的影像分型（见正文 P065）

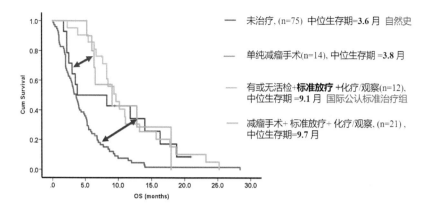

彩插 10　122 例儿童 DIPG 不同治疗方案之间生存曲线对比（见正文 P068）

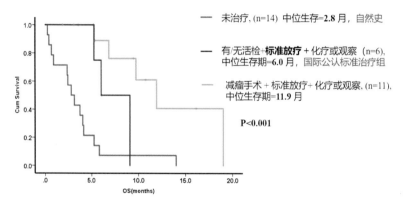

彩插 11　偏侧型儿童 DIPG 不同治疗方案之间生存曲线对比（见正文 P069）

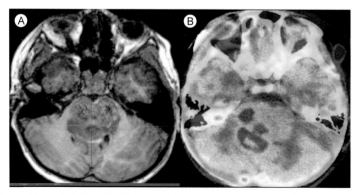

A：轴位 DTI 显示双侧内侧丘系（黄色纤维束）被肿瘤向两侧推挤；B：^{11}C-MET PET/CT 显示肿瘤蛋氨酸高代谢。

彩插 12　DTI 成像（见正文 P071）

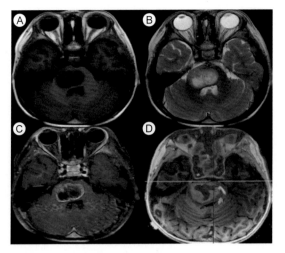

A，B，C，D：T$_1$WI 低信号，T$_2$WI 高信号，T$_1$ 增强像呈环状强化，PET-CT 显示肿瘤代谢升高，右侧 CST（红色纤维束）和 ML（蓝色纤维束）被肿瘤推挤。

彩插 13　MRI 检查（见正文 P072）

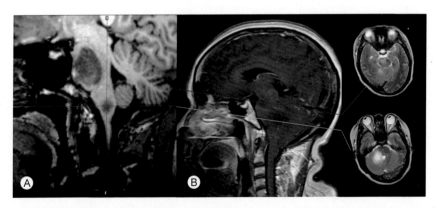

A：可见脑桥和延髓处空间分布上相互独立的两个病灶；B：可见脑桥和中脑处空间分布上相互独立的两处病灶。

彩插 14　MRI 检查（见正文 P081）

彩插 15　病理：星形细胞瘤（WHO Ⅱ级）（见正文 P136）

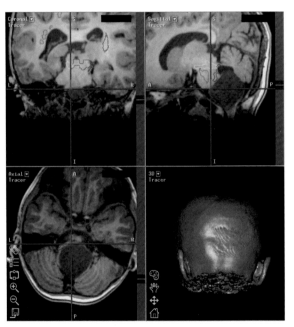

延髓受压变形严重，难以根据术前 DTI 图像重建皮质脊髓束，术中使用神经导航协助判断肿瘤边界。图中显示手术切除位置达到腹侧边缘与受压延髓分界处。

彩插 16　术中神经导航图像（见正文 P141）

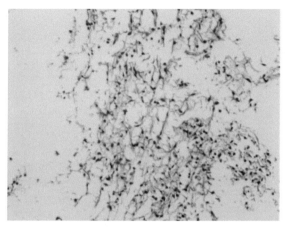

彩插 17　术后病理：毛细胞型星形细胞瘤。免疫组化结果：IDH1（+），Ki-67（约 1%），GFAP（+），Syn（+），NeuN（-）（见正文 P143）

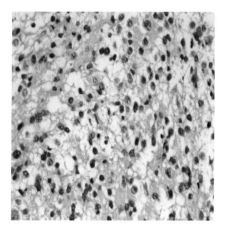

彩插 18　病理：星形细胞瘤（WHO Ⅱ级）（见正文 P146）

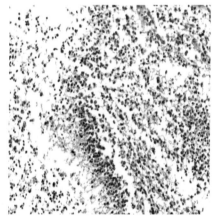

彩插 19　病理：胶质母细胞瘤含少枝胶质细胞瘤成分（WHO Ⅳ级）。GFAP+，Oligo2+，Ki-67 约 60%（见正文 P153）

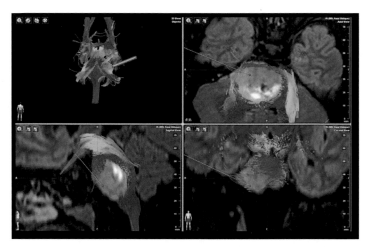

蓝色代表上下走行的纤维束，绿色代表前后走行的纤维束，红色代表左右走行的纤维束。重建结果显示肿瘤将运动和感觉纤维束一起推向了背侧（白色箭头），由于二者紧密相邻，无法区分开来。黄色箭头显示术中进入脑干的安全点。

彩插 20　术前 DTI 计划（见正文 P154）

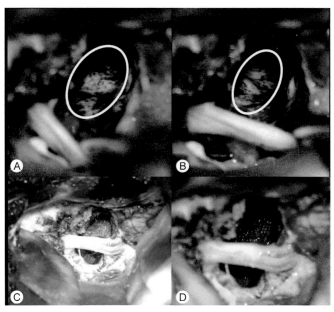

A、B：荧光显微镜下肿瘤呈黄色；C：白光下肿瘤切除之后；D：荧光下肿瘤切除后黄色消失。

彩插 21　术中情况（见正文 P154）

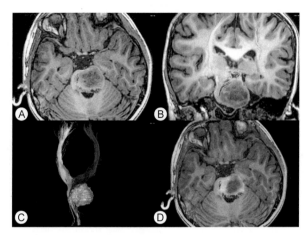

A：双侧皮质脊髓束（红色、绿色）及内侧丘系（黄色、蓝色）被病灶（橘色）明显推挤移位，B：左侧皮质脊髓束（红色）被推挤至病灶右侧，C：左侧内侧丘系（蓝色）被推挤至病灶背侧。D：术前 ^{11}C-PET 图像术前 ^{11}C-MET PET：病灶边缘对 ^{11}C-MET 呈现明显高摄取（金色）。

彩插 22　术前 DTI 图像（见正文 P159）

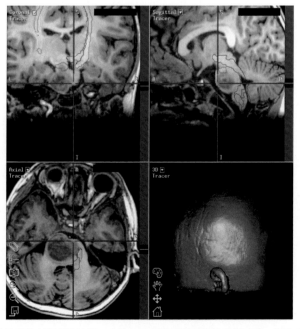

术中使用神经导航协助判断病灶边界，在安全的前提下尽可能地进行减瘤，图为手术减瘤进行至病灶前缘。

彩插 23　术中导航图像（见正文 P159）

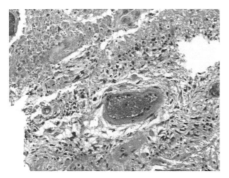

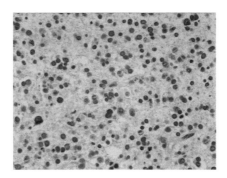

彩插 24　术后病理：胶质母细胞瘤（WHO
Ⅳ级）。免疫组化结果：H3K27M（－），
Ki-67（局灶 20%～30%），ATRX（±），
MMP-9（±），EGFR（+），P53（+++）
（见正文 P160）

彩插 25　病理：间变性星形细胞瘤（WHO
Ⅲ级）P-170+，MGMT+，MMP-9-，
PTEN+，EGFR++，P53++，VEGF-，Ki-
67++，TOPOⅡ++，GST-\
（见正文 P164）

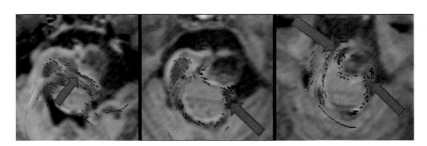

彩插 26　术前 DTI 重建结果：蓝色显示脑干内上下走行的皮质脊髓束和感觉传导束，
肿瘤并未破坏纤维束，而是推挤为主（见正文 P167）

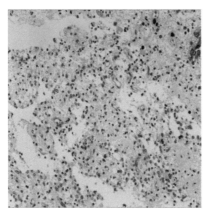

彩插 27　术后病理：毛细胞型星形细胞瘤。
Ki-67 偶见阳性细胞，NeuN 阴性（见正文 P168）

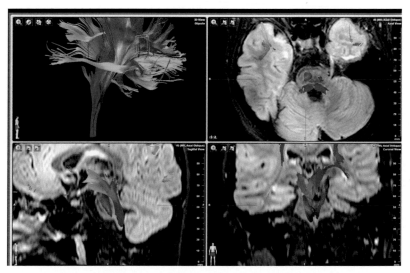

彩插 28　术后半年 DTI 重建结果显示皮质脊髓束（红色）和感觉传导束（蓝色）均完整（见正文 P169）

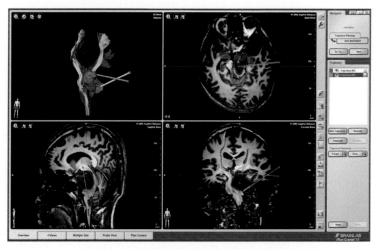

图中绿色为皮质脊髓束，蓝色为感觉传导束，肿瘤将皮质脊髓束挤向背内侧。

彩插 29　术前 DTI 计划（见正文 P172）

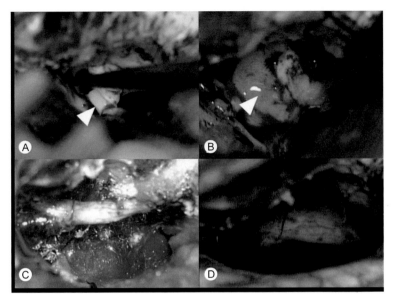

A，B：白色箭头显示肿瘤明显黄染；C：肿瘤切除后白光下所见；D：肿瘤切除后荧光显微镜下
显示黄色消失。

彩插 30　术中所见（见正文 P173）

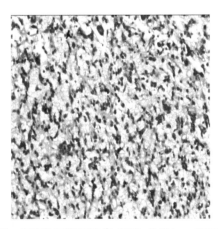

彩插 31　病理：间变性星形细胞瘤（WHO Ⅲ级）；GFAP+，Oligo2+，
MAP-2+，SYN、NeuN 偶见阳性细胞，Ki-6710% ～ 20%（见正文 P174）

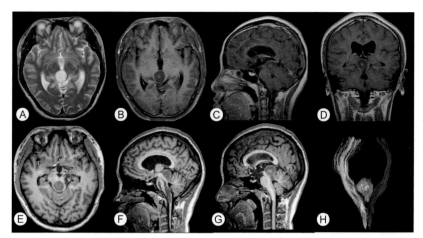

A～D：术前 MRI 见中脑背侧、三室后可见一类圆形不均匀长 T_1 长 T_2 信号影，DW 序列呈等／
稍高信号，大小约 18 mm×21mm×27mm，边界尚清；增强后，上述病变边缘见轻微环状强化。
E～H：术前 DTI 成像重建图。双侧皮质脊髓束（红色、绿色）及双侧内侧丘系（黄色、蓝色）
未见明显移位、被推挤或破坏征象；双侧皮质脊髓束及双侧内侧丘系不与病变（橘色）紧贴。

彩插 32　术前 MRI 和术前计划（见正文 P177）

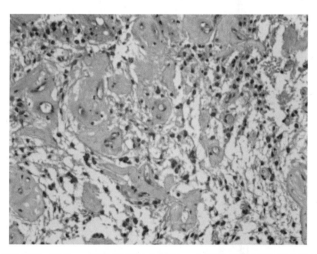

彩插 33　术后病理（图）：镜下见变性血管丛，血管之间缝隙内见少许肿瘤细胞，
增殖不活跃，符合低级别星形细胞瘤。免疫组化结果：H3K27M（－），
Ki-67（个别阳性），GFAP（＋），Olig-2（＋），EMA（±），
P53（个别阳性），L1CAM（－）（见正文 P178）

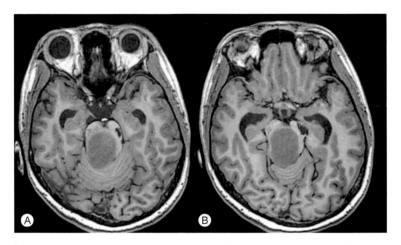

双侧皮质脊髓束（红色、绿色）及双侧内侧丘系（黄色、蓝色）存在移位、被推挤征象。

彩插 34　术前 DTI 纤维束成像（见正文 P181）

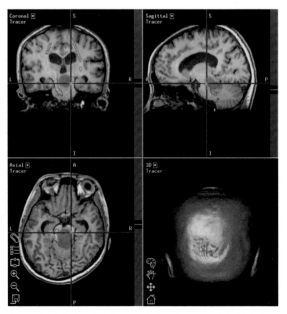

术中使用神经导航协助判断肿瘤边界并判断与纤维束距离，尽可能保护患者神经功能。图中显示
手术切除位置达到肿瘤右前边缘并接近右侧皮质脊髓束（绿色区域）。

彩插 35　术中神经导航图像（见正文 P182）

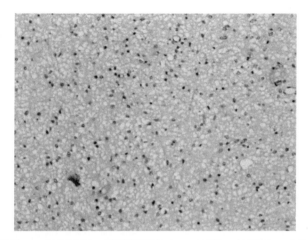

彩插 36　组织病理：星形细胞瘤（WHO Ⅱ级）（见正文 P182）